Ich danke meiner lieben Frau Kerstin, durch deren Hand dieses Buch den letzten Schliff bekam. Danke für Deine Unterstüzung und dass Du mir immer zur Seite stehst. Zudem gilt mein Dank ein weiteres Mal unseren Freunden Lena und Wladimir Wacker für ihre Hilfe beim Übersetzen und an Franziska und Frank Gernand-Rothgerber, die all dies zu einem Paket geschnürt haben. Zu guter Letzt danke ich Egbert Göbel für seine abschließende Korrekturlesung.

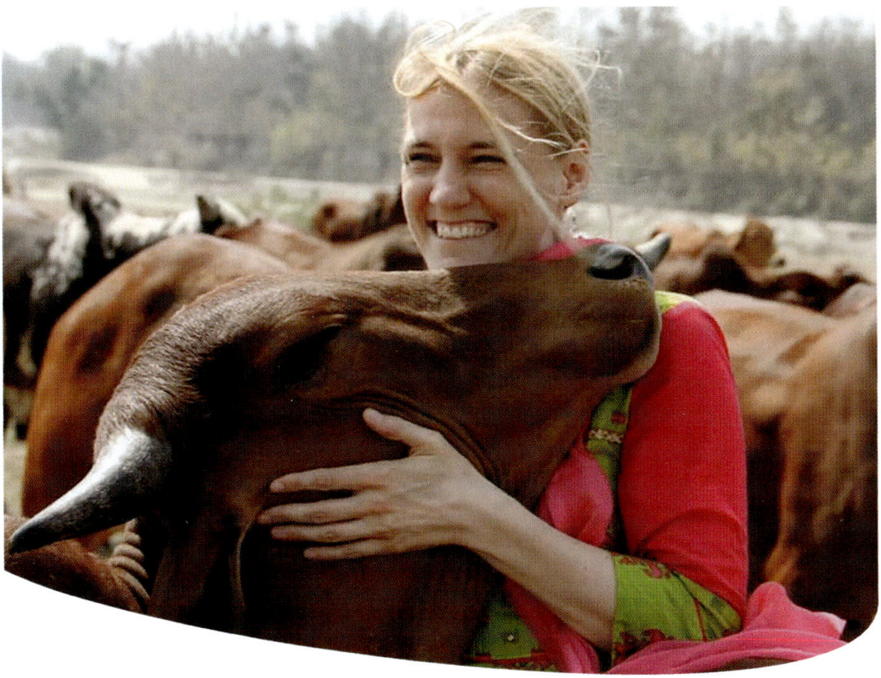

Die Kunst unser Leben zu verlängern und die Qualität unseres Lebens zu verbessern

Ausgewählte Methoden aus mehr als 30 Jahren Erfahrung nach dem Wissen von Jewgeni Awerbuch - russischer Heiler

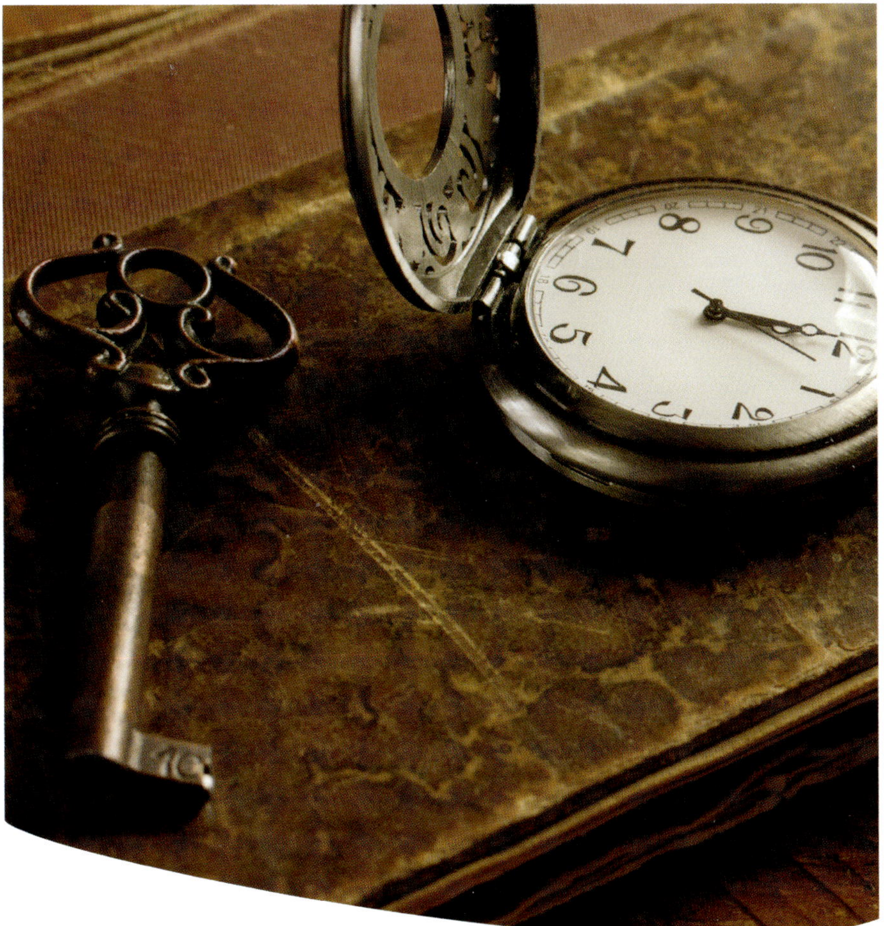

Wie ist das eigene Leben zu verlängern? Diese Frage beschäftigt praktisch jeden Erwachsenen, den einen mehr, den anderen weniger.

Keiner möchte krank sein, alle wünschen sich ein gesundes, langes Leben.

Die andere Frage ist, welcher Antrieb dahinter steht, welcher Sinn. Weltliche Menschen träumen von einem besseren und längeren Leben, um so oder so ihre Sinne zu befriedigen bzw. ihr geliebtes weltliches Leben fortzuführen.

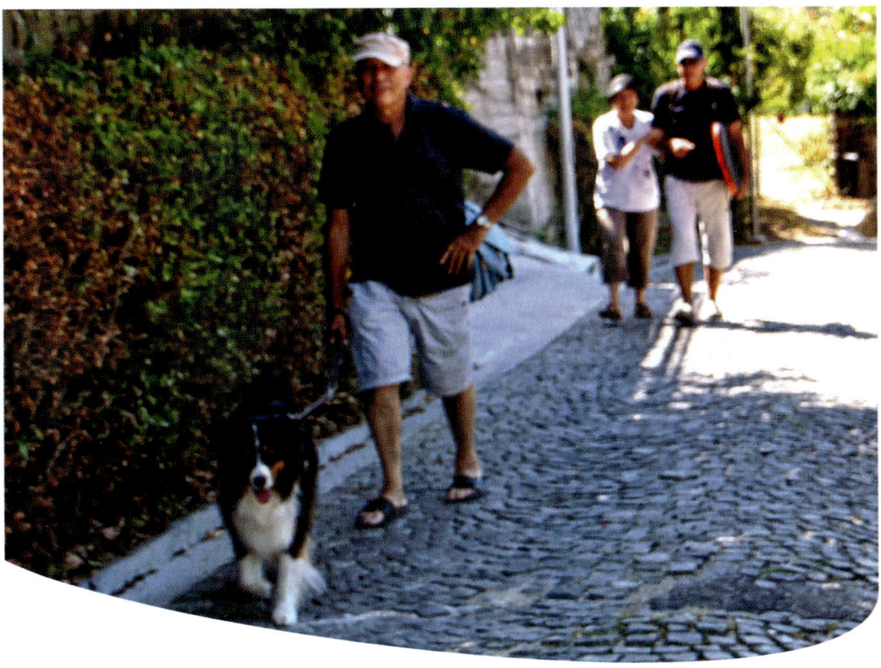

Auch spirituelle Menschen sind an den Wunsch gebunden, das Leben zu bewahren und zu verlängern. Sie möchten so in der Lage sein, länger und gründlicher spirituelle Praktiken anwenden zu können, um Gott näher zu kommen.

Ich werde im Rahmen dieses Buches nicht darüber entscheiden, welcher Weg der bessere ist und welches Ziel das sinnvollere. Diese Entscheidung soll jeder für sich treffen.

Ich werde über geprüfte uralte und moderne Methoden der Naturmedizin fundiert berichten, aus meiner Erfahrung und meinem Wissen. Aufmerksame, nachdenkliche Leser werden hier bestimmt einige wertvolle Ratschläge finden... .

Wie ist es möglich, unser Leben deutlich zu verlängern und mit fortschreitendem Alter die Gesundheit zu bewahren oder zu erhalten?

Über dieses Wissen kann man zweifeln, streiten oder ihm misstrauisch gegenüber stehen, aber aus Erfahrung kann ich hier leise, jedoch unverbindlich flüstern:

„Am Ende gewinnt der, der aufmerksam liest und nach reiflicher Überlegung handelt. So oder so steht fest: jeder einzelne Lebensweg ist nicht einfach."

Der Weg des Lebens ist nicht so einfach wie das Überqueren eines Feldes.

Auch werden Sie hier keine Antworten dazu finden, wie Ihr Lebensweg verläuft, welche Hindernisse sich Ihnen in den Weg stellen werden und was das Schicksal für Sie bereit hält.

Jeder Mensch hat seinen eigenen Lebensweg verdient.

Aber was man auch immer in seinem Leben zu bewältigen hat, man meistert es besser und leichter, wenn man körperlich gesund und fit ist.

Wer mehr über sein Leben wissen möchte, kann dazu ein Medium befragen. Dort bekommt man manchmal viel „Interessantes“ zu hören.

Kleiner Witz über dieses Thema:
Ein Medium hat in einem bekannten russischen humorvollen Buch einem Kunden folgendes prophezeit:
„Sie haben die Chance, Präsident Ihres Landes zu werden, vorausgesetzt Sie werden bis dahin nicht aufgehängt.“

In die Zukunft zu schauen ist keine dankbare Sache. In Indien habe ich einmal sehr weise Worte gehört:

„Wer sein zukünftiges Schicksal wissen möchte, der wartet auf seinen Tod.“

Die weisen Leute in Indien empfehlen, in der Gegenwart zu leben. Man muss diesen Rat richtig verstehen. In der Gegenwart zu leben bedeutet nicht, passiv seine Schicksalsschläge hinzunehmen. Das betrifft auch die eigene Lebensqualität und Lebenserwartung.
Für weltliche Leute ist meist folgende Denkweise typisch:
„Je älter man wird, desto kränker wird man.“ Eine angeblich selbstverständliche Sache.

Ein anderes russisches Sprichwort erlaubt sich folgenden Scherz:

„Bist du älter als 50 und wachst eines Morgens ohne Schmerzen auf, so bist du schon tot.“

In Süd-China ist es eine Tradition, dem Geburtstagskind zum 60sten Geburtstag ein Grab zu schenken.

So oder so, jeder Mensch, der das 60ste Lebensjahr überschritten hat, steht vor der Wahl: Er kann entweder seine wachsenden gesundheitlichen Probleme als etwas Selbstverständliches akzeptieren, oder kann für eine bessere Lebensqualität und eine möglichst lange Lebenserwartung kämpfen.

Die Erfahrung zeigt, dass man mit der richtigen Beratung, Konsequenz und Disziplin diesen Kampf gewinnen kann! Es gibt gute Chancen dass man, unabhänging vom erreichten Alter, Beschwerdefreiheit erreichen kann und das bis zum letzten Tag seines Lebens. Der Lebensweg wird beachtlich länger.

Für eben solche Kämpfer ist dieses Buch gedacht. Es soll ein treuer Begleiter auf ihrem Weg sein!

Also, kurz gesagt, es geht hier nur um unsere „Körperpflege". Dieses Buch ist kein wissenschaftliches Werk. Es ist als eine praktische Gebrauchsanweisung zu verstehen. Als einfache Anleitung zum Verstehen unseres Körpers, ohne komplizierte, undurchsichtige Erklärungen und nur mit minimaler Terminologie. Zur eigenen Auswahl findet man hier verschiedene Ratschläge, Methoden und Rezepte, welche uns einen ganz konkreten Weg zeigen bzw. erklären. Einen Weg zu einem gesunden Körper und einem langen Leben.

Ich verwende hier mein Wissen, welches ich aus mehreren Jahrhunderten Erfahrung der russischen Volksmedizin schöpfe. Zum Teil aus der Erfahrung der alten sowie der neuen Volksmedizin aus verschiedenen Ländern und zum Teil aus dem Wissen der Alternativmedizin. Auch habe ich nicht vergessen, meine langjährige Erfahrung zu berücksichtigen. (Die aktuelle wissenschaftliche Entwicklung, welche verbunden ist mit der Gen-Technik oder mit der Entwicklung künstlicher Intelligenz, steht außerhalb des Rahmens dieses Buches).

Dieses Buch hat als Zielgruppe nicht direkt schwer kranke Menschen. Hier wäre es als vernünftig anzusehen, sie erst wieder auf die Beine zu bringen, dann können sie aus den nützlichen Empfehlungen dieses Buches schöpfen. Allerdings sind in diesem Buch auch viele Ratschläge enthalten, von denen sie bei ihrer Genesung profitieren können. Generell sind die Tipps und Ratschläge in diesem Buch an alle Menschen, ausgenommen Schwangere und Stillende gerichtet. Diese können gerne in diesem Buch lesen und sich alle Tipps und Ratschläge für die Zeit nach ihrer Schwangerschaft bzw. Stillzeit aufheben.

Dieses Buch gibt dem aufmerksamen Leser die Chance eines langen und gesunden Lebens. Er kann aus den erprobten Erfahrungen und dem Wissen schöpfen.

In unserer Zeit, die geprägt ist von vielfältiger Umweltverschmutzung, von zu wenig Bewegung, von übermäßigem Gebrauch allopathischer Mittel, dem Verderb der Nahrung durch schädliche Substanzen - ich übertreibe nicht - ist es wirklich zur Kunst geworden, lange zu leben und dabei gesund zu bleiben.

Verpassen Sie nicht Ihre Chance und fangen Sie mit den empfohlenen Ratschlägen zu Ihrer Lebensführung an. Je länger Sie zögern, desto schwieriger wird es.

Die empfohlenen Methoden sind nicht kompliziert. Man muss auch nicht unbedingt den Ratschlägen aller Kapitel folgen. Es wäre natürlich ideal! Aber folgen Sie zumindest einigen. Man kann für anfängliche Schwierigkeiten immer einen vernünftigen Ausweg finden. Was man aber wirklich braucht, ist eine feste Entscheidung, Disziplin und Konsequenz.

PS: Infos über die im Buch empfohlenen Naturheilmittel findet man im Anhang Nr. 7.

Wichtige Hinweis:

Der Autor hat grosse Sorgfalt auf die (therapeuitischen) Angaben verwendet. Dennoch entbindet dies den Anwender dieses Werkes nicht von der eigenen Verantwortung. Weder der Autor noch der Verlag können für eventuelle Nachteile und Schäden eine Haftung übernehmen, die aus den in Buch gemachten Hinweisen resultieren.

Inhaltsverzeichnis

Inhaltsverzeichnis

BAND 2

ANHANG

BAND 1

Regeln für ein langes und gesundes Leben aus der Gerontologie und der Erfahrung aus mehreren Jahrtausenden

Für die, die es nicht wissen: Schon seit Jahrzehnten gibt es eine besondere wissenschaftliche Richtung namens Gerontologie.
Sie beschäftigt sich mit den Möglichkeiten der Lebensverlängerung. Auf der Grundlage von jahrelanger Forschung wurden unter anderem bestimmte Bedingungen bzw. Regeln für ein langes und gesundes Leben entwickelt. Die meisten davon stimmen mit der Erfahrung aus den verschiedensten Ländern überein. Diese Bedingungen zu befolgen halte auch ich für sehr wichtig. Aus diesem Grund widme ich Band 1 dieses Buches hauptsächlich ihrer Beschreibung sowie den Erklärungen und Ergänzungen aus der Sicht der Naturmedizin.

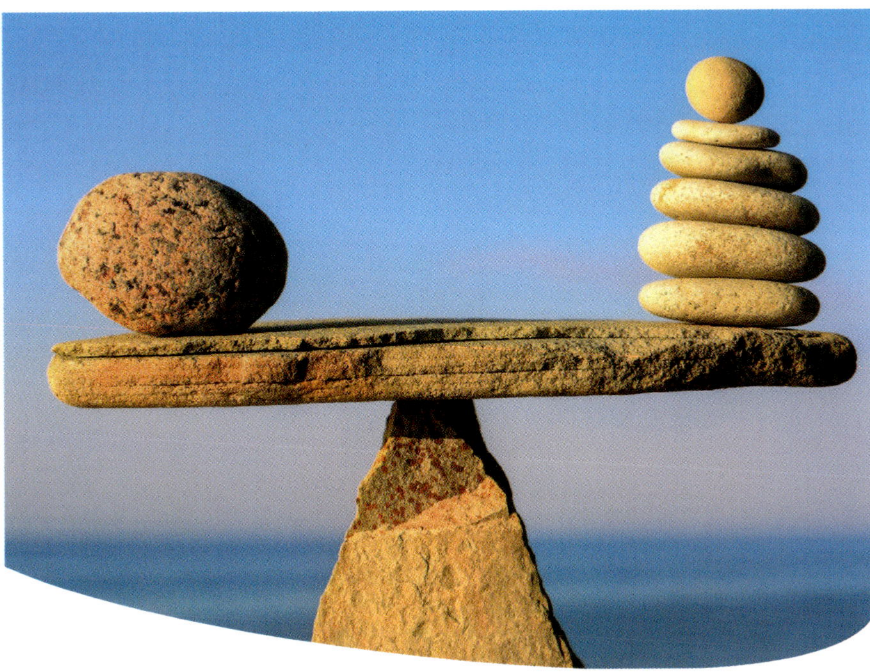

Kapitel 1

Unser Essverhalten

Wie isst ein Mensch und wie sollte er essen, wenn er gesund bleiben und sich eines langen Lebens erfreuen möchte.
Diese Frage sollte als Erstes geklärt werden. Es ist hier sehr wichtig, möglichst wenig Fehler zu machen.
Die nachfolgenden Ratschläge sollten Sie kennen und ihnen bitte möglichst folgen:

Die Nahrungsmenge, die bei einer Mahlzeit gegessen wird sollte ca. 2/3 des Magenvolumens entsprechen, nicht mehr. Das Magenvolumen ist im Übrigen ungefähr so groß wie zwei Ihrer Fäuste (ca. 0,5-0,8 Liter).

Jeden Bissen sollte man gründlich und nicht zu schnell kauen, so lange, bis das Essen im Mund an Geschmack verliert. Dadurch gewinnt der Körper aus dem Essen deutlich mehr Energie.

Es ist empfehlenswert, immer zur gleichen Zeit zu essen, ohne dabei zu sprechen. Grundsätzlich sollte man im Sitzen essen. Der Magen produziert so reflektorisch Magensaft und die Verdauung verläuft besser und gründlicher. Wenn die Verdauung unseres Körpers nicht gründlich funktioniert, altert man schneller und die Reste unverdauter Nahrung verschmutzen unseren Körper.

Auch Zeitunglesen oder Fernsehschauen wirkt sich ungünstig auf unsere Verdauung aus, da der Magen abgelenkt ist und die Verdauung dadurch gestört wird.

Man sollte nach dem Essen immer mit einem leichten Hungergefühl vom Tisch aufstehen.
Es gibt hier auch andere mögliche Lösungen. Einige Wissenschaftler in Europa schlagen aufgrund von Forschungen Folgendes vor:
Um das Leben zu verlängern und den Körper zu verjüngen, sollte an 5 Tagen in jedem Monat eine kalorienarme Diät gehalten werden. Das heißt, an den ersten zwei Tagen nehmen Sie ca. 15% der üblichen Menge an Kalorien zu sich, an den weiteren drei Tagen 50%. Nachweislich ist die tägliche Kalorienmenge von 2500-3500 kcal, die uns als Norm empfohlen wird, viel zu hoch, sie senkt unsere Lebenserwartung. In einigen wissenschaftlichen Forschungen wurde festgestellt, dass für den Menschen ein Kalorien-Limit existiert.
Diese Forschungen ergaben, dass der Körper im Laufe seines Lebens ca. 50 Millionen Kilokalorien. verarbeiten kann. Laut dieses Ergebnisses kann man sich die mittlere Lebenserwartung der Menschen, die täglich eine Kalorienmenge von ca. 2500 kcal zu sich nehmen, ausrechnen. Sie entspricht nur 58 Jahren.

Dass sich sowohl Übergewicht als auch Untergewicht negativ auf die Gesundheit auswirken, weiß wahrscheinlich jeder. Diese Regel hat jedoch auch ihre Ausnahmen. Was nicht jeder weiß ist, dass in Indien z.B. eine Regel für Mönche existiert, die dem Weltlichen entsagen.Sie empfiehlt ihnen, den Magen nur zur Hälfte mit Nahrung zu füllen - und das nur 1-2 mal pro Tag, ca. um 11:00 Uhr und um 16:00 Uhr.

(Laut uraltem naturheilkundlichem Wissen regeneriert unser Körper sich in der Zeit von 23 Uhr bis 11 Uhr. Es ist zu empfehlen, ihn in diesem Prozess nicht zu stören).

Die indischen Mönche essen weniger als Europäer, haben aber eine bessere Verdauung dank spezieller täglicher Atemübungen (Pranayama) und physischer Übungen (Hatha Yoga), sowie diverser körperlicher Reinigungsverfahren.

Üblicherweise bestimmt man das optimale Körpergewicht abhängig von Geschlecht, Körpergröße und aktuellem Alter. Es gibt sehr viele verschiedene Methoden, um das optimale oder maximale Gewicht zu bestimmen. Diese sind ganz leicht z.B. über das Internet auffindbar.
Ich finde, man sollte es nicht unnötigerweise zu kompliziert gestalten. Folgende Empfehlungen sind ausreichend:

Allgemein kann man sagen, dass das ideale Gewicht für jeden jenes Gewicht ist, welches man hatte, als man 18 Jahre alt war. Hier ist jedoch anzumerken, dass es auch in diesem Alter in unserer Zeit viele übergewichtige sowie untergewichtige Menschen gibt.

Für achtzehnjährige Menschen kann man, wie ich finde, das optimale Gewicht z.B. mittels der verbesserten Formel von Herrn Brock errechnen:

Für Männer	=	Körpergröße in cm - 100 x 1,15
Für Frauen	=	Körpergröße in cm - 110 x 1,15

Es ist bekannt, dass mit zunehmendem Alter, normalerweise alle 15-20 Jahre, der Energieverbrauch eines Menschen um etwa 10% sinkt. Dadurch steigt das Gewicht jedes Mal um 5-7 kg. Es kann allerdings nur steigen, wenn man dagegen nichts oder nur wenig unternimmt. Meiner Erfahrung nach sollte man, unabhängig vom Alter, das oben errechnete Körpergewicht um nicht mehr als 7-8 kg überschreiten, vorrausgesetzt man möchte eine lange Zeit bei guter Lebensqualität leben.
Untergewicht hat jedoch auch wenig mit einem optimalem Gesundheitszustand zu tun.

Dünne Menschen können schlechter schwere Krankheiten verkraften. Um ein optimales Gewicht zu erhalten, sollte man gesund leben (siehe weiter unten). Sollte es dann immer noch nicht funktionieren, muss

man sich mit der Heilung von Leber, Schilddrüse, Darmflora und Darmschleimhaut beschäftigen.
Nachfolgend ein paar Ratschläge zur Erlangung des Normalgewichtes, Vorraussetzung ist, dass keine schwerwiegenden Erkrankungen vorhanden sind und die Schilddrüse intakt ist.

Zum Abnehmen:

- 3-4 Wochen lang morgens 1 großes Glas warmes Wasser (ca. 45°C) auf nüchternen Magen trinken. Anschließend 2 Gläser warmes Wasser für die nächsten 3-4 Wochen. Danach soll man unbefristet 3 Gläser warmes Wasser am Morgen auf nüchternen Magen trinken. Hierdurch werden Stoffwechsel und Verdauung aktiviert und der Appetit wird gesenkt.

- Essen Sie jeden Tag ab 16 Uhr nur Eiweiß oder Eiweiß mit Gemüse, kein Brot, kein Fett.

- Kein Brot, keine Süßigkeiten außer etwas Honig, Agavendicksaft oder Ahornsirup essen oder zum Süßen verwenden. Sie können auch Steviakraut verwenden.

- Diese Kur zum Abnehmen dauert 3 Wochen und macht man normalerweise 1 mal pro Jahr. Sie führt nicht nur zur Gewichtsabnahme, sondern kräftigt und reinigt die Nieren. Die Kur verläuft folgendermaßen: In der ersten Woche isst man anstatt dem Frühstück täglich ein Mischung aus 100 ml Kefir (1,5% Fett) und einem Esslöffel Leinsamenmehl. In der zweiten Woche nimmt man die tägliche Mischung mit 2 Esslöffel Leinsamenmehl und in der dritten Woche mit 3 Esslöffel Leinsamenmehl ein. Es wäre wünschenswert während dieser Kur tagsüber wenig tierische Eiweise zu sich zu nehmen, kein Brot und anderes Gebäck, dafür aber viel Obst und Gemüse zu essen.

Der Abnehmprozess kann auch mit Hilfe folgender homöopathischer Mittel unterstützt werden:

- „Staphisagria Globuli C200“, hilft den Appetit zu verringern. Legen Sie zu diesem Zweck einmal pro Woche 5 Globuli eine halbe Stunde vor dem Schlafen unter die Zunge.

- „Gomeda Globuli C30“ (von der Fa. „Homeda Pharma GmbH“) korrigiert die Funktion des Hormonsystems und unterstützt so das Abnehmen. Sie können dieses Mittel jeden zweiten Tag einnehmen, 5 Globuli eine halbe Stunde vor dem Schlafen unter die Zunge legen. Sie können die beiden Mittel zusammen verwenden, nur nicht am gleichen Tag.

- Um starke Hungergefühle auszuschalten, hat sich Madar Tabl. D4 bewährt. 3x1 Tabl./Tag.

- Bei Frust-Essen kann Calcium carbonicum Glob. D12 helfen. 3x5 Glob./Tag.

- Gegen Hunger auf Süßes kann Argentum nitricum Glob. D12 nützlich sein. 3x5 Glob./Tag.

- Während der Wechseljahre kann Sepia Glob. D12 einem das Abnehmen leichter machen. 3x5 Glob./Tag.

- Gegen Adipositas (Übergewicht) bei älteren Menschen unterstützt Kalium carbonicum Glob. D12. 3x5 Glob./Tag das Abnehmen.

- Gegen Adipositas bei suchtkranken Menschen kann Elefanten-Milch in hömeopathischer Form unterstützend eingenommen werden - Lac loxodonta glöb. D12. 3x5 Glob./Tag.

- Zum Anregen des Stoffwechsel bei Schilddrüsenunterfunktion kann man Fucus vesiculosus Glob. D12. 3x5 Glob./Tag einnehmen.

- Die Schilddrüsenunterfunktion kann man auch mit Thyreoidinum Glob. D12. 3x5 Glob./Tag aktivieren.

- Gegen Heißhunger hilft Helianthus tuberosus Glob. D12. 3x5 Glob./ Tag. Dieses Mittel bitte nach der Heil-Kur langsam absetzen.

- Abnehmen kann man auch mit BIO Konjak-Wurzel. Man nimmt 1 Meßlöffel Pulver (1,2g) gemischt in einem halben Liter Wasser (Zimmertemperatur) ca. eine halbe Stunde vor jedem Essen ein. Diese Pflanze reduziert nicht nur den Appetit, sondern verbessert auch die Darmperistaltik, verzögert die Glucoseaufnahme im Blut und sorgt dadurch für gleichmässige Blutzuckerwerte ohne Blutzuckerspitzen.

Dieses Thema benötigt Entspannung. Da hilft ein Tropfen russischer Humor: Eine Frau betet in die Kirche: „Lieber Gott, wenn Du nicht willst, dass ich abnehmen kann, dann mache bitte, dass alle andere Frauen zunehmen!“

Zum Zunehmen:

- Man kann sein Gewicht deutlich erhöhen, wenn man einen Monat lang vor dem Frühstück folgende Mischung isst: 1 Glas Vollmilch-Joghurt, nicht pasteurisiert mit 3,6% Fett-Anteil mit 4 Esslöffel Hirsemehl. Dies ist übrigens sehr nützlich für Gelenke und Knochen. Diese Kur kann man bei Bedarf nach 1 Woche Pause wiederholen.

- Diese zuverlässige Methode zum Zunehmen kommt wie das vorherige Rezept auch aus Russland. Dafür muss man täglich einen Monat lang am Abend 1 Glass Bier (es geht auch alkoholfreies Bier) mit 4 Esslöfflel Schmand (mit 24% Fett Anteil) gemischt trinken. Diese Kur kann man bei Bedarf nach 1 Woche Pause wiederholen.

- Entlasten Sie die Leber, z.B. mit Mariendistel-Kapseln oder mit dem pflanzlichen Mittel „LB-Wert“ In beiden Fällen sollte man die Heilmittel mindestens 3-5 Monate lang einnehmen. Dosierung: 3 x 1 Kapsel ca. ½ Stunde vor dem Essen.

- Mit Präbiotika normalisieren Sie die Darmschleimhaut und ihre Funktionen. Dafür kann man z.B. natürliche Mittel wie „Russian Choice Immune“ empfehlen). Diese Mittel sollte man mit den obengenannten Mitteln für die Leber zusammen einnehmen. Dosierung: 2 x 1 Kapsel pro Tag, ca. ½ Stunde vor dem Essen.

- Um die Verdauung zu normalisieren und den Appetitt zu verbessern empfehle ich, zusammen mit den oben genannten Mitteln das Naturheilmittel „Alfalfa“. Dosierung: 3 x 10 Tropfen pro Tag oder in Form von Tabletten 3 x 2 Tabletten pro Tag ca. ½ Stunde vor dem Essen einzunehmen.

- Eine Hilfe beim Zunehmen kann die Bekämpfung von Würmern und anderen Darmparasiten sein (siehe hierzu Kapitel 5 in Band 2).

- Bei Appetitlosigkeit, Schwächen oder Erschöpfung kann man Abrotanum Dil. D2 empfehlen: 3x5 Tropfen/Tag ca. 1/2 Stunde vor dem Essen.

- Man kann ebenfalls bei Appetitlosigkeit, Schwäche oder Erschöpfung Phosphorus Globuli D12 einnehmen. 3x5 Glob./Tag vor dem Essen.

- Bei Übelkeit, Apetitlosigkeit und Untergewicht kann man auch empfehlen Condurango cortex Dil. Urt. bis Dil. D2. 3x10 Tropfen ca.1/2 Stunde vor dem Essen.

- In der ayurvedischen Schrift „Manu-Samhita“ wird empfohlen, vor dem Essen Ingwer mit einem Stückchen Zitrone und einer Prise Salz zu kauen. Dies wirkt sich günstig auf die Verdauung aus.

Abschließend gibt es zu diesem Kapitel noch eine Grundregel zusätzlich. Vermeiden Sie es kalte und heiße Nahrungsmittel (z.B.: nach der heißen Suppe direkt ein kaltes Eis) in zu engem zeitlichen Abstand voneinander zu sich zu nehmen.

In diesem Sinn erinnere ich mich gerne an die weisen Worte des russischen Komikers Michael Szwanezki.

„Haben Sie schon einmal versucht eine Schlaftablette und
ein Abführmittel gleichzeitig einzunehmen?
Das Ergebnis ist sehr interessant.“

Kapitel 2

Gesunde Flüssigkeiten für den gesunden Körper

Flüssigkeiten wie Wasser, Tee aus Heilkräutern oder gesäuerte Getränke wie z.B. Brottrunk oder Kombuchatrunk sollte man ausreichend trinken (Siehe Rezepte unter **Anhang 4** Drei Getränke für eine bessere Gesundheit, die Kraft und Energie spenden). Ich empfehle, 2-3 Liter pro Tag vor dem Essen oder 2-3 Stunden danach zu trinken, nicht währenddessen und nicht direkt danach. Es handelt sich hier nur um einen Richtwert. Im Sommer kann es auch mehr sein. Grundsätzlich sollte ein Mensch täglich 30 ml Wasser pro Kilogramm Körpergewicht zu sich nehmen. Denn heilende Getränke sind wichtig, aber die Nieren funktionieren nur gut, wenn genügend reines Wasser getrunken wird (siehe hierzu auch Kapitel 2 in Band 2. Die oben genannte Norm mit 30ml pro Kg Körpergewicht bezieht sich hauptsächlich auf reines Wasser). Um dem Körper nicht unnötig Energie zu rauben, sollte die Wassertemperatur des Trinkwassers ungefähr 37-38°C betragen.

80% der täglich erforderlichen Trinkmenge, sollte vor 14:00 Uhr getrunken werden. Das letzte Getränk nehmen Sie bitte spätestens zwischen 18:30 und 19:00 Uhr zu sich.

Info:

Die aktive Zeit der Blase ist zwischen 15:00 und 17:00 Uhr. Die Niere hat ihre maximale Energie zwischen 17:00 und 19:00 Uhr (Winterzeit).

Uralte Heiler haben nicht umsonst immer wieder gesagt:

Wer gesund sein möchte, trinkt Wasser vor dem Essen. Wer dick sein möchte, während des Essens.

Das Sättigungsgefühl richtig einzuschätzen ist sonst sehr schwer. Es kann leicht mit der Menge des Essens übertrieben werden. Wer krank sein möchte, der trinkt direkt nach dem Essen. Die Magensäure wird so entweder aus dem Magen in den Zwölffingerdarm ausgeschwemmt oder nach oben in die Speiseröhre ausgepresst. Dadurch wird entweder die Schleimhaut des Zwölffingerdarms geschädigt oder die Schleimhaut der Speiseröhre verletzt. Es kommt so zu einer geschwächten Verdauung.

Ich komme aus Russland und es ist kein Geheimnis, dass Alkohol zu den Flüssigkeiten zählt, aber um Gotteswillen nicht zu den oben empfohlenen 2-3 Litern. Manche Menschen in Europa meinen, dass man in Russland Wodka statt Wasser trinkt. Ich übertreibe hier natürlich, aber nur ein wenig. Man kann die Europäer verstehen, denn die offizielle Statistik unterstreicht deren Gedanken. Wo liegt also die Wahrheit? Ist Alkohol in Bezug auf die Lebenserwartung schädlich oder nützlich....?
Die Antwort ist hier ganz klar "schädlich", sollte es mit der Alkoholmenge übertrieben werden. Dafür ist Russland besonders bekannt.

Ich bitte jedoch um Ihre Aufmerksamkeit!
Alkohol kann sehr nützlich sein, wenn man das uralte Geheimnis über die richtige Menge kennt und auch weiß, wie oft man ihn trinken kann und sollte.
Also nach meinem Wissen und gemäß der Erfahrung, die über Jahrhunderte von russischen Menschen gesammelt wurde (und nicht nur von Menschen aus Russland), ist es für die Gesundheit optimal, wenn man auf einmal 30-50ml Schnaps (mit 30-40% Alkoholgehalt) oder 80-100 ml roten trockenen Wein trinkt. (Beachten Sie das "oder").
Man trinkt ihn am besten mittags oder abends vor dem Essen. Die Menge kann jeden oder aber auch jeden zweiten bis vierten Tag getrunken werden, mit oder auch ohne Heilkräuterauszüge. So genossen, erweitert Alkohol die Gefäße, reinigt das Blut, baut Stress ab, beruhigt, verbessert

den Schlaf und das Wichtigste, man kann in ihm für die Gesundheit nützliche Heilstoffe (z.B. Auszüge aus Heilkräutern) auf unbegrenzte Zeit in wirksamer Form haltbar machen. So bringt man die heilenden Wirkstoffe schnell und in leicht verdaulicher Form zu den bedürftigen Organen. Bier gehört leider nicht zu den nützlichen alkoholischen Getränken, obwohl viele dies denken. Bier fördert das Übergewicht. Durch den Hopfen enthält Bier reichlich weibliche Hormone, was gerade für Männer ungeeignet ist. Ein Mann muss immer ein Mann bleiben. Bei Frauen kann Bier, in zu großen Mengen genossen, zu hormonellen Störungen führen.

Kapitel 3

Welche Nahrung kann man „gesund“ nennen?

Die Nahrung, welche die Fähigkeit besitzt, die Lebenserwartung zu erhöhen und die Lebensqualität bei fortgeschrittenem Alter zu verbessern oder zu normalisieren, kann man locker gesund nennen. Sie sollte vollkommen oder überwiegend vegetarisch sein. Dafür spricht die Erfahrung verschiedener Völker, gesammelt über hunderte von Jahren, sowie wissenschaftliche Erfahrungen. Sowohl die Pharma-Industrie als auch die Fleisch-Industrie versuchen mit allen Kräften, auf die eine oder andere Art und Weise, diese Erkenntnisse zu vertuschen. Nur vegane, vegetarische oder hauptsächlich vegetarische Nahrung ist in der Lage, unseren Darm in einem sauberen und gesunden Zustand zu erhalten. Es ist auch bekannt, dass die Lebenserwartung und die Lebensqualität direkt vom Zustand unseres Darms abhängt, besonders vom Zustand unseres Dickdarms.

Unsere Gedärme verdauen die Nahrung und nehmen die für den Körper nützlichen Stoffe auf. Aus diesen bildet unser Körper Gewebe oder setzt sie zu dessen Regeneration und Erhaltung ein. So wird Energie produziert, die unter anderem dazu gebraucht wird, Giftstoffe, sowie Allergene (Barrierefunktion) aus unserem Körper zu leiten. Unverdaute Nahrungsreste und giftige Substanzen werden ausgeschieden.

Diese alte Weisheit wird von dem weltberühmten Arzt und Gastroenterologen Hiromi Shinya nochmals bestätigt. Dieser sammelte seine Erfahrung in mehr als 50-jähriger Praxis und machte Darmspiegelungen bei knapp 400.000 Menschen! (Muss man an dieser Stelle nach noch mehr Beweisen oder nach weiteren Meinungen suchen?) Auf Grund seiner Erfahrung empfiehlt er z.B. 85% vegetarisches und nur 15% tierisches Eiweiß zu sich zu nehmen. Obst und Gemüse soll

man dabei möglichst roh verzehren.
Skeptiker oder Neugierige sollten mindestens folgende zwei Bücher lesen:

„Alt werden-gesund bleiben". Manfred Bruer.
Erste Auflage-12/2011. Herausgabe im Eigenverlag.
Chattenpfad 30 D-65219 Taunusstein.

„Lang leben ohne Krankheit". Dr. Hiromi Shinya.
Goldmann Verlag.-11.8.2008. 256 Seiten.
ISBN-10: 3442218330;
ISBN-13: 978-3442218332.

Ich empfehle als optimale Ernährung für das mitteleuropäische Klima eine vegetarische Enährung (ohne Fleisch, Fisch und Eier). Eine mögliche Ausnahme bilden Menschen mit Verdauungsstörungen und allergischen Unverträglichkeiten. Diese können nach der Einnahme

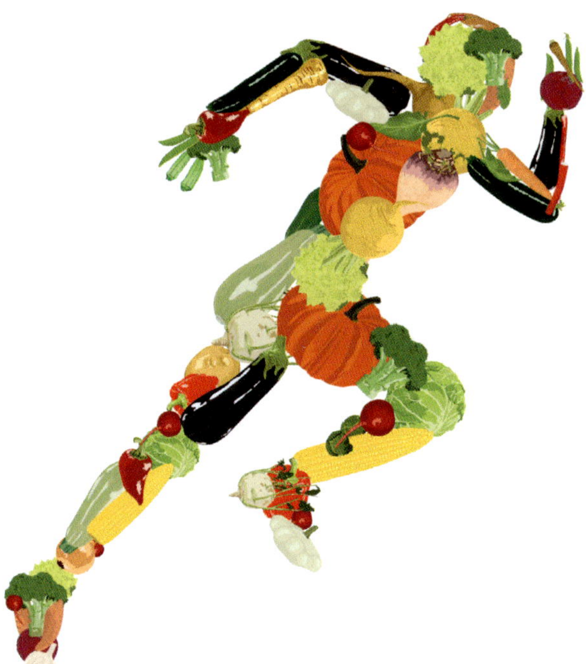

von Antibiotika auftreten oder die Folge anderer Arten von Vergiftungen sein. Leider gehören in letzter Zeit immer mehr Leute zu dieser „Ausnahmegruppe“. Die Ausnahme ist mittlerweile zur Regel geworden.
So kann man den absolut gesunden, über 100-jährigen Yogi Swami Yogananda nicht allen als Beispiel nennen, der dem Autor erzählt hat, dass er sein Leben lang nur rohes Obst zu sich nahm und nie irgendwelche Medikamente schluckte. Trotzdem kann man vieles an der eigenen gesundheitlichen Situation verbessern und die Lebenserwartung deutlich erhöhen. Sie sollten dazu die Ratschläge dieses Buches befolgen… .

Es ist ratsam, täglich (je nach Verträglichkeit) möglichst mehrere Portionen an rohem Obst zu essen. Essen Sie möglichst vormittags verschiedene Sorten und bevorzugen Sie dabei rotes, orangenes und gelbes Obst. Genießen Sie ebenso Gemüse und verschiedene grüne Heilkräuter. Ebenso ist es zu empfehlen, nicht überflüssig viel Salz zu sich zu nehmen (weniger als 1g pro Tag gilt als optimal).

Trinken Sie täglich frischgepresste Säfte und gemischte vegetarische Smoothies.

Auch ist es nicht verkehrt, wenn auf Ihrem Esstisch immer folgende Lebensmittel zu sehen sind:
Senf, Pfeffer, Meerrettich und Essig.
Diese können bei regelmäßigem maßvollem Genuß viel Positives für Ihre Gesundheit bewirken.

Getreide kann sehr nützlich sein. Es sollte allerdings nur ca. 20-30% Ihrer gesamten Nahrungsmenge ausmachen. Die besten Getreidesorten sind: Hafer, Hirse, Buchweizen, Gerste, Amarant sowie Natur-Reis. Bereiten Sie Ihre Gerichte am besten aus Vollkorngetreide zu.

In Russland sagt man, wenn sich jemand schwach fühlt: „Du hast zu wenig Brei gegessen“. Im **Anhang 3** befinden zwei russische Brei-Rezepte, die den Körper kräftigen und stärken. Empfehlenswert ist es die beiden Rezepte im wöchentlichen Wechsel zum Frühstück zu sich zu nehmen.

Gut ist es auch, wenn Sie immer wieder frische oder gedünstete Keimlinge hinzunehmen. Die jeweilige Verträglichkeit wird vorrausgesetzt.

Nüsse, Samen und Hülsenfrüchte liefern gut verträgliches, ganzheitliches pflanzliches Eiweiß, dabei enthalten sie alle essenziellen Aminosäuren.
Es gibt zur Zeit auf dem Markt viele gute eiweißreiche Getreideprodukte. (z.B. „Biolupine“) mit allen essenziellen Aminosäuren. Es besteht dadurch ohne Zweifel auch in Europa die Möglichkeit, gesund vegan zu leben. Ein intakter Verdauungstrakt wird vorausgesetzt.

Pflanzliche Öle aus manchen Nüssen und Samen enthalten reichlich mehrfach ungesättigte Fettsäuren, welche nachweislich die Lebenserwartung erhöhen. Diese sind z.B. Leinöl, Walnussöl, Sesamöl, Olivenöl, Hanfsamenöl, Sonnenblumenöl (natürlich unraffinierte und kaltgepresste Öle). Es ist optimal, 2-3 Esslöffel davon täglich zu sich zu nehmen. Dies kann pur, in Salaten oder in anderen zubereiteten Mahlzeiten erfolgen.
Im alten Russland wurden viele gesunde Gerichte aus Getreide, pflanzlichen Ölen, Kräutern und Honig entwickelt. Siehe hierzu zum Beispiel Anhang 5.
An dieser Stelle muss ich noch etwas Wichtiges dazu sagen: pflanzliche Öle dienen der Gesundheit nur unter bestimmten Voraussetzungen. Ihre positiven Eigenschaften nehmen durch das Erhitzen oder durch lange Lagerung drastisch ab. Durch das Erhitzen werden alle pflanzlichen Öle aufgrund einer beschleunigten Oxidation schnell toxisch.

Doch auch ohne Erhitzen oxidieren die pflanzlichen Öle schnell durch den Kontakt der Öle mit Licht oder Sauerstoff (durch lange Lagerung). Natives Sesamöl, Olivenöl und Macadamiaöl sind im Vergleich zu anderen pflanzlichen Ölen jene, die durch Erhitzen am wenigsten oxidieren. Es ist empfehlenswert, pflanzliche Öle immer nur in kleinen Mengen zu kaufen. Nach dem Öffnen des Gefäßes sollte das Öl innerhalb einer Woche, spätestens jedoch nach zwei Wochen, aufgebraucht werden. Pflanzliche Öle sollten immer in geschlossenen Flaschen und am Besten im Kühlschrank gelagert werden. Empfehlenswert ist es, wenn man pflanzliche Öle direkt einnimmt, zum Beispiel durch das Essen von Nüssen oder Samen.
Welches Fett ist dann aber zum Kochen geeignet? Es ist empfehlenswert, zum Kochen Fette zu benutzen, die zum Großteil aus mittelkettigen Triglyzeriden (MCTs) bestehen. Bei längerer Lagerung oxidieren diese nicht und bei Erhitzung nur wenig. Kokosöl mit Bioqualität ist ein bis drei Jahre haltbar und muss nicht unbedingt im Kühlschrank gelagert werden. Solche MCT-Fette besitzen neben bakteriziden Eigenschaften auch solche, welche dabei helfen, den Blutzuckerspiegel zu normalisieren. Sie zeigen eine heilende Wirkung auf das Gehirn und verbessern deutlich die Aufnahme lebenswichtiger Vitamine und Mineralien. Darüber hinaus sind sie unentbehrlich für die Gehirnentwicklung von Säuglingen und decken ca. 25% des Energiebedarfs des Gehirns bei Erwachsenen (hier sind am besten Kokosöl mit 63% MCTs und Palmkernöl mit ca. 53% MCTs und Butter, welche zu den drei besten Fetten gehört, leider aber vergleichsweise nur 13% MCTs aufweist). Mittelkettige und kurzkettige Triglyzeride kommen üblicherweise in der Nahrung äußerst selten vor. Die langkettigen Triglyzeride, die im Übermaß zu Arteriosklerose führen, machen im Schnitt 97% der Nahrung aus.

Es ist auch im Laufe von mehreren Jahrhunderten festgestellt worden, dass Imker meist länger leben als andere Menschen und dies bei deutlich besserer Lebensqualität. In diesem Sinne ist es ratsam, jeden

Tag Bienenprodukte in die Nahrung einzubauen. Besonders empfehlenswert sind Honig und Propolis. Bitte verwenden Sie nur festen, unbehandelten Honig, er sollte die Konsistenz von Butter haben. Erwachsene sollten bis zu 6 TL pro Tag, Kinder zwischen 3-10 Jahren bis zu 3 TL pro Tag zu sich nehmen.
Honig bitte nicht aufwärmen!
Ideal ist es, Honig anstatt Zucker zu essen, Zucker sollten Sie meiden.
Propolis als Tinktur verwenden, siehe Band 1 Kapitel 6.
Als der 100-jährige griechische Philosoph Demokrit gefragt wurde, worin das Geheimnis seines erstaunlich guten gesundheitlichen Zustands, sowie seines hohen Alters liegt, antwortete er kurz, dass er einfach jeden Tag Honig esse und sich täglich den Körper mit pflanzlichen Ölen einreiben. Er benutzte hauptsächlich Oliven- und Mandelöle. Diese stärken das Bindegewebe und machen die Haut elastisch. Auch verbessere sich die Atmung der Haut und die Entgiftung des Körpers durch die Haut wird angeregt. Schon in uralter Zeit war bekannt, wie nützlich für die Lebensqualität und -dauer eine gesunde Hautatmung ist. Aus diesem Grund ist es sehr wichtig, um den Stoffwechsel nicht zu stören: regelmäßige Saunabesuche oder warme Bäder. Tragen Sie Kleidung und benutzen Sie Bettwäsche aus natürlichen und unbehandelten Stoffen, wie Baumwolle, Leinen und Seide. Benutzen Sie möglichst keine synthetisch hergestellten kosmetischen oder medizinischen Salben oder Cremes.

Wer auch tierisches Eiweiß essen möchte, sollte optimalerweise nur 15-20 % tierisches Eiweiß (gemessen an der gesammte Nahrungsmenge des Tages) zu sich nehmen. Dieses bitte nicht in gebratenem sowie in geräuchertem Zustand.
Besonders zu empfehlen sind hier gesäuerte, frische Milchprodukte (diese sollten aber vor 14:00 Uhr genossen werden). Es versteht sich als selbstverständlich, dass natürlich alle Lebensmittel frei von Konservierungsstoffen, Aromastoffen und anderen Giften sein sollen.

Die Nahrung muss immer frisch zubereitet und saftig sein. Sie soll nicht später als 3 Stunden nach der Zubereitung gegessen werden. Ebenfalls sollte die Nahrung wenig Zutaten enthalten (maximal 3-5/Gewürze zählen nicht dazu).

Und doch noch ein weiterer wichtiger Ratschlag in Bezug auf die gesunde Ernährung, gerade für diejenigen, die bereits unter der einen oder anderen chronischen Krankheit leiden.
Im Allgemeinen kann man sagen, dass die gesunde Ernährung für die verschiedenen Menschen sehr unterschiedlich sein kann. Es kommt auf die individuelle körperliche Vorgeschichte an, welche Krankheiten oder Besonderheiten der Körper hat oder hatte. Gemeint sind hier z.B. Krankheiten, Traumata, Operationen, schwere Vergiftungen, aber auch Essensgewohnheiten.

Zum situationsbedingten besten Ratschlag kann unter Berücksichtigung bereits erwähnter Empfehlungen folgender gehören:

Sollten Sie schon lange Zeit unter einer chronischen Krankheit leiden, müssen Sie Ihre bisherigen Essensgewohnheiten radikal ändern.
Für die Zeit der Heilung kann das folgende geänderte Essverhalten als gesund bezeichnet werden:
Bevorzugten Sie früher z.B. viel Süßes, ebenso oft gegrilltes und geräuchertes Fleisch, viel Bier oder Wein?
Dann kann man Ihnen zumindest für die Zeit der Heilung eine vegetarische Ernährung empfehlen. Die Nahrung sollte nur leicht gedünstet sein und je nach Verträglichkeit mehr in rohem Zustand (Obst und Gemüse) genossen werden. Alkohol ist während der Zeit zu meiden.
Der Eiweißanteil sollte sehr gering sein, nicht mehr als 15%.
Der Geschmackssinn muss sich erst dem geänderten Essverhalten anpassen.

Mittlerweile wurden für viele chronische Krankheiten aufgrund von Forschungen neue alternative wirksame Diäten entwickelt. Aus meiner Erfahrung ist zum Beispiel bei Bechterew-Leiden eine hauptsächlich pflanzliche und säurehaltige Diät hilfreich (mit viel saurem Obst und Beeren, Essig, Sauerkraut und anderes vergorenes Gemüse), so wie auch das Einnehmen von Säuren (siehe Kapitel 3 in Band 2). Bei Gicht (Purin-Stoffwechsel-Erkrankung) und auch dann, wenn die Nieren aufgrund von Nahrungsfehlern oder aus anderen Gründen nicht in der Lage sind, Harnsäure ausreichend auszuscheiden (was mit Hilfe von Blutanalysen festzustellen ist), ist eine hauptsächlich pflanzliche aber säurearme Diät sinnvoll (mit süßen Beeren, Obst und Gemüsesorten, die wenig Purine enthalten, sowie Kartoffeln, Rote Beete, Paprika, Gurken, Zucchini, Avocado, Banane, Papaya, Melone, Wassermelone,…). In diesem Fall rät der 85 jährige in Russland sehr bekannte Kosmos-Mediziner Dr. I.P. Neumiwakin zur langfristigen Einnahme (bei erblich bedingter Gicht zu lebenslanger Einnahme) von in einem Glas warmen Wasser aufgelöstem Natron oder Soda (pro Glas Wasser ½ Teelöffel Soda bzw. Natriumhydrogencarbonat). Dies soll immer 20-30 Minuten vor dem Essen zwei Mal täglich morgens und abends getrunken werden. Beim Trinken soll die Lösung immer warm sein, da auf diese Weise die Magensaftproduktion nicht gestört wird. Bei einer Gicht- Erkrankung im fortgeschrittenen Stadium kann die Natronlösung drei Mal am Tag eingenommen werden, jeweils 20-30 Minuten vor dem Essen mit einem Teelöffel Natron pro Glas warmem Wasser. In diesem Fall muss aber zusätzlich 1,5-2 Liter reines Wasser getrunken werden. Bei einem Gichtleiden kann die Einnahme von Natron gleichzeitig auch gegen Allergie helfen. Natron kann auch in Form von Kapseln eingenommen werden, zum Beispiel mit Hilfe der Nahrungsergänzung „Nipar 3“ (3x1 Kapsel pro Tag ca. 30 Minuten vor dem Essen). Bei zum Beispiel Alzheimer, Tinnitus, Glaukom, Sjögren-Syndrom, chronische Schilddrüsenbeschwerden und bei Parkinson kann oftmals eine sogenannte ketogene Ernährung auf Kokosfettbasis hilfreich sein (mit radikal ungewöhnlicher Struktur:

Fett -60%, Eiweiß -20%, Kohlenhydrate -20%, ohne Zucker und nur 1500 Kalorien pro Tag. Siehe zum Beispiel das Buch „Sehkraftverlust jetzt stoppen“ von Herr Bruce Fife. Kopp Verlag. 2016., 228s. ISBN: 978-3-86445-281-9). Bei der Entstehung von Autoimmunerkrankungen ist eine glutenfreie Ernährung mit Verzicht auf glutenhaltiges Getreide, als auch von Produkten, welche Kasein beinhalten (hauptsächlich Milchprodukte), rettend. Bei dieser Diät soll man auf Getreide wie Weizen, Roggen, Gerste und Hafer verzichten; erlaubt ist Reis, Mais, Buchweizen und Hirse (siehe zum Beispiel das Buch von Dr. Arny Myers „Die Autoimmun-Lösung“. Verlag „Irisiana“, erste Auflage 2016., 445s., ISBN: 978-3-424-15310-1 und das Buch von Isabelle Wentz mit Dr. Marta Nowosadzka „Haschimoto im Griff“. VAK Verlag GmbH, 2. Auflage 2015, 357s., ISBN: 978-3-86731-166-3).

Einige andere Beispiele bezüglich der Nahrungsumstellung in der Heilungsphase bei chronischen Krankheiten (wie z.B. Neurodermitis und Asthma) kann man in diesem Buch in Band 2 unter Kapitel 9 und 10 finden.

Rauchen und der Genuss von Drogen gehören selbstverständlich nicht zu einer gesunden Ernährung.

Insbesondere für Menschen mit empfindlichem Magen und Darm ist es wichtig zu wissen, welche Lebensmittel man bei einer Mahlzeit gut verträgt. Hier kann folgendes Buch sehr hilfreich sein:
Jan und Inge Dries “Lebensmittel richtig kombinieren” nach Dr. Schelton - Der erste Schritt zur eine gesunden Ernährung – mit 200 Rezepten. Erschienen im November 1997. “Natura Viva” Verlag. ISBN-10: 3926453893; ISBN-13: 978-3926453891.

Kapitel 4

Bewegung - das wahre Lebenselixier

Um im Körper für eine optimale Durchblutung zu sorgen und das Gewebe zu stärken, muss man sich ausreichend bewegen.
Es ist kein Geheimnis, dass praktisch alle Menschen, die lange leben, während ihres Lebens ständig oder wenigstens hauptsächtlich, körperlich gearbeitet haben bzw. dies immer noch tun. Wenn man dies tut, muss man drei Dinge beachten:
Man sollte Spaß haben an dem was man tut, sollte es nicht übertreiben und man sollte nie ganz damit aufhören.
Diejenigen, die jung in Rente gehen und ihr Leben von da ab ohne genügend Bewegung leben, z.B. den ganzen Tag vor dem Fernseher liegen etc., werden sehr schnell schwer krank. Die Lebenserwartung dieser Personengruppe verkürzt sich stark.
Man kann auch während der Rente Beschäftigungen finden, bei denen man sich ausreichend bewegt. Seien Sie kreativ - es gibt mehr als genug Varianten! Arbeiten Sie z.B. in Ihrem früheren Beruf weiter, sofern dies möglich ist, arbeiten Sie im Garten oder engagieren Sie sich sozial (auch hier kann man körperliche Beschäftigungen finden). Sie können z.B. bei Ihrem Nachbarn helfen, die Kinder zu versorgen, körperlich eingeschränkten Bekannten können Sie im Garten und mit dem Rasen helfen, unterstützen Sie Verwandte im Haushalt, legen Sie sich einen Hund zu und gehen Sie mit ihm spazieren, etc... .
Auf diese Weise kann man sich körperlich betätigen und dabei anderen Menschen Hilfe zukommen lassen. Das positive Feedback, das man dadurch erhält, erfüllt zusätzlich mit innerer Freude und Zufriedenheit. Auch dies ist sehr wichtig.

Einen ähnlichen positiven Effekt kann man natürlich auch mit Sport bzw. Gymnastik erzielen.
Beim Sport, wie bei allem anderen auch, kommt es auf die richtige Dosis an. Übertreiben Sie es nicht, zu wenig sollte es allerdings auch nicht sein. Ist die sportliche Bewegung zu schwach oder zu unregelmäßig, bringt sie leider auch nicht viel und lohnt sich nicht.
Eine Pause zwischen Ihren sportlichen Einheiten sollte 48 Stunden nicht überschreiten.
Unsere Muskeln haben nur ein Gedächtnis von 48 Stunden. Bei Pausen, die länger als 48 Stunden anhalten, verlieren unsere Muskeln an Volumen und Kraft, sie atrophieren, was mit anderen Worten bedeutet, sie werden geschwächt und teilweise abgebaut.

Wenn ihre Muskeln an Volumen verlieren, leidet darunter unter anderem auch die Durchblutung, da alle großen und viele kleine Blut- und Lymphgefäße durch die Muskeln laufen. Blut- und Lymphgefäße werden so automatisch zusammengepresst. Als Folge davon beginnt der Mensch unter Wetterfühligkeit zu leiden und fühlt sich oft krank. Je länger der Zustand des Bewegungsmangels anhält, desto drastischer werden die Beschwerden.

Die richtige Dosis an Sport wird Ihre Muskeln, und damit verbunden Ihre Lebenskraft, immer weiter stärken.
Sie wird für eine optimale Durchblutung sorgen und so den Körper in einen gesunden Zustand versetzen.
Einerseits sollte die sportliche Bewegung nicht zu schwach sein, denn so bringt sie keinen Nutzen. Sie dürfen es aber auch nicht übertreiben. Das würde Ihren Organismus zu stark belasten.
Die optimale Menge an Bewegung müssen Sie individuell für sich selbst herausfinden. Bitte berücksichtigen Sie dabei Ihr Alter, Ihre Kondition und Ihren körperlichen Zustand. Sie können die Dosis langsam und allmählich steigern. Achten Sie auf Ihren Körper und Ihr Wohlbefinden.

Meiner Meinung nach und nach der Meinung vieler anderer Fachleute hat der Amerikaner Herr K. Kuper dies optimal gelöst:
Seiner Empfehlung nach kann man die maximal erlaubte und optimale körperliche Belastung für den Körper wie folgt bestimmen:
Laut Herrn K. Kuper wird die Pulsfrequenz in Abhängingkeit zu Ihrem Alter und Ihrem Geschlecht gestellt. Wenn Sie nach seiner Formel vorgehen, finden Sie laut ihm ihren optimalen Pulsbereich:

Männer subtrahieren von der Zahl 205 die Hälfte ihres Lebensalters. Auf diese Weise erhält man als Ergebnis die maximal erlaubte Pulsfrequenz.

Als Beispiel für einen 60-jährigen Mann:
205-30=175
Gemäß dieses Beispiels beträgt die maximal erlaubte Pulsfrequenz eines 60jährigen Mannes 175 Pulsschläge pro Minute.

Frauen subtrahieren von der Zahl 200 ihr eigenes Lebensalter.
Als Beispiel für eine 40-jährige Frau:
200-40=160
Demnach liegt die maximal erlaubte Pulsfrequenz einer 40jährigen Frau bei 160 Pulsschlägen pro Minute.

Der optimale Puls sollte 80% von dieser errechneten max. Pulsfrequenz betragen. Damit Ihre sportliche Betätigung den besten gesundheitlichen Effekt erzielt, empfiehlt man, diese Pulsfrequenz für 20 Minuten zu halten. Man sollte in diesem Maße mindestens 4x die Woche Sport treiben. Achten Sie dabei speziell auf Ihre Wirbelsäule, von ihrem Zustand hängt die Arbeit Ihrer inneren Organe ab.
Integrieren Sie in Ihr persönliches Gymnastik- bzw. Sportprogramm unbedingt Übungen für die Wirbelsäule. Es sollten Übungen sein, die die Rückenmuskulatur stärken und die Flexibilität der Wirbelsäule erhöhen.

Man darf Skoliose, Lordose oder Kyphose keine Chance geben.
Sollten diese „Defekte“ schon gegeben sein, kann man sie mit Naturheilverfahren heilen.
Alles was man dazu braucht ist Disziplin, Geduld und Konsequenz. Um z.B. eine fortgeschrittene Skoliose zu heilen, muss man manchmal 3-5 Jahre lang eine tägliche Therapie durchführen. Diese besteht aus speziellen Übungen, einer speziellen Diät, einem Reinigungsverfahren, ...
Jeder Körper besitzt von Geburt an seine spezielle Konstitution, seine Vorteile sowie seine eventuellen Nachteile. Er braucht deswegen genau das für ihn passende Sportprogramm. Es ist mir deswegen hier nicht möglich, einzelne Sportarten und Übungen anzusprechen. Ich muss dies von Mensch zu Mensch und von Fall zu Fall individuell in meiner Praxis entscheiden. Dies wird Ihnen auch jeder andere Fachmann raten.

Kapitel 5

Ein intaktes Immunsystem - ein „muss“!

Tag und Nacht versuchen Infektionserreger in den menschlichen Körper einzudringen. Aus diesem Grund kennt unser Abwehrsystem keine Ruhe. Versuchen Sie immer wieder das eigene Abwehrsystem zu schützen, zu unterstützen und achten Sie auf jeden Fall darauf, dass Sie ihm die Arbeit nicht noch erschweren.
Dessen waren sich Heiler schon zu Urzeiten bewußt. Doch was ist damit gemeint? Wie ist es in der Praxis zu realisieren?
Als Erstes ist es sehr wichtig, auf eine gesunde Umwelt zu achten – auf der Arbeit und auch zu Hause. Ohne viele Worte meine ich damit, dass Sie versuchen sollten, der Umweltverschmutzung aus dem Weg zu gehen. Damit meine ich, ihre Einflüsse auf Ihre Nahrung, Ihre Wohnsituation und Ihrer Arbeitsstelle so gering wie möglich zu halten. Das schließt auch alle gesundheitsschädlichen Gewohnheiten wie das Rauchen, den Genuss von Alkohol und Drogen sowie andere Süchte mit ein.
Es handelt sich hierbei um sozusagen selbstgemachte „Umweltverschmutzung“.
Litten die eigenen Eltern z.B. unter schweren Krankheiten, sollte man immer auch prophylaktisch etwas gegen die mögliche Gefahr des Erbens dieser Krankheiten tun. (Allgemein kann ich Ihnen in diesem Sinne die regelmäßige Einnahme zum Beispiel der Elixiere 6.12 – 6.13 im sechsten Kapitel des zweiten Bandes empfehlen. Sie stärken das Abwehrsystem, normalisieren die Durchblutung im Körper, reinigen das Blut, die Lymphe sowie die inneren Organe).

Da also Krankheiten mehr oder weniger auf verschiedene Art und Weise unseren Körper schwächen und ihm schaden, drohen uns Komplikationen. Um uns zu schützen und die maximal mögliche

Lebensqualität und Lebenserwartung zu erhalten, MUSS unser Abwehrsystem also immer intakt sein. An dieser Stelle ist es nicht falsch, noch einmal zu erwähnen, wie wichtig es ist, unseren Darm sauber und intakt zu halten. 80% unserer Immunzellen, welche unsere Gesundheit schützen, entstehen in der Darmschleimhaut.

Das Immunsystem stärken und es gesund halten kann man auch mit folgenden Methoden:

5.1.
Nehmen Sie jeden Morgen eine geschälte und klein gehackte Knoblauchzehe, warten Sie 3 Minuten, bis sich Saft auf der Oberfläche der kleinen Teilchen bildet. Schlucken Sie sie dann nüchtern vor dem Frühstück mit etwas Wasser, ohne sie zu kauen.

5.2.
Duschen Sie sich jeden Morgen direkt nach dem Aufstehen für 5-10 Sekunden kalt ab. Rubbeln Sie anschließend Ihren Körper mit einem harten Handtuch kräftig ab, bis die Haut sich rötet.

5.3.
Knoblauch-Elixier, siehe Punkt 6.13. in Band 2.

5.4.
Zwiebel-Elixier, siehe Punkt 6.12. in Band 2.

5.5.
10 Tropfen Propolistinktur auf einen Esslöffel Haferflocken geben und vor dem Frühstück einnehmen.

5.6.
Immun T10-Mischung nach meiner eigenen Rezeptur

Zusammensetzung:

1. Bärlauch, Blätter 15% (Allium ursinum L.)
2. Kugeliger Eukalyptus, Blätter 15% (Eukalyptus globulus L.)
3. Hundsrose, Früchte 15% (Rosa canina L.)
4. Blutwurz, Wurzel 15% (Potentilla erecta L.)
5. Isländisch Moos 15% (Cetraria islandica L.)
6. Gartenthymian, Kraut 15% (Thymus vulgaris L.)
7. Ackerschachtelhalm, Kraut 10% (Equisetum arvense L.)

Aus dieser Mischung wird eine Tinktur hergestellt. Dafür benötigt man ein dunkles Glasgefäß, welches bis zur Hälfte mit der Kräutermischung und danach mit Wodka (40% Alkohol) aufgefüllt wird. Schließen Sie das Gefäß und lassen Sie es an einem dunklen Ort drei Wochen stehen. Danach lassen Sie die Mischung durch einen Kaffeefilter laufen. Prophylaktisch trinken Sie 10 Tropfen vor dem Frühstück mit Wasser verdünnt.

5.7.
Fertige Naturheilmittel verwenden:

5.7.1.
Z.B. "ImmunACE"
Eine hochdosierte Mischung aus Zink, Vitamin C und Selen (nehmen Sie 2x1 Tablette pro Tag ca. 1/2 Stunde vor oder 1-2 Stunden nach dem Essen).

5.7.2.
"Immun-Power Forte" sorgt ebenfalls für einen zuverlässigen Schutz vor Infektionen, auch gegen Krebs, da es unter anderem auch Graviola Kraut enthält. Als Prophylaxe zur Stärkung des Immunsystems nimmt man tägl. 1-2 Kapseln ca. 1/2 Stunde vor oder 1-2 Stunden nach dem Essen.

5.7.3.

„Cat´s Claw" (Unkaria tomentosa L.), es handelt sich hier ebenfalls um pflanzliche Kapseln.
Nehmen Sie 2-3x pro Tag 1 Kapsel ca. 1/2 Stunde vor dem Essen.

Ich möchte an dieser Stelle etwas anmerken. Die Schulmedizin versucht in letzter Zeit immer wieder das Immunsystem des Menschen durch Impfungen zu stärken. Ich bin nicht generell gegen Impfungen, aber ich bin sehr unzufrieden mit dem Verfahren, Mehrfachimpfungen zu nutzen. In letzter Zeit werden sogar 8-fach Impfungen verabreicht. Das heißt 8 Krankheitserreger auf einmal!
Man berücksichtigt den individuellen Gesundheitszustand des Menschen nicht. Es drohen oft schwere Nebenwirkungen wie Diabetes, Neurodermitis, Allergien und so weiter.
Oft werden auch schädliche, schwach geprüfte Impfstoffe genutzt. Sie können das Immunsystem desorientieren und schwere Spätfolgen hervorrufen. Es ist z.B. aus spezieller Literatur bekannt, dass Impfungen gegen Hepatitis B die Gefahr, an Multipler Sklerose zu erkranken, vervielfachen. (zum Beispiel aus Erfahrungen des französischen Arztes Philippe Jacubowizc Studio in 1998). Ob eine Impfung schädlich für den Körper ist, kann man z.B. anhand von Testungen mittels Bioresonanzgeräten oder auch kinesiologisch abklären.

Kapitel 6

Die Bekämpfung von Infektionen

Gleichzeitig ist es wichtig zu wissen, wie man den Körper am besten von Infektionen, die bereits stattgefunden haben, befreit. An einigen Beispielen wird erklärt, wie man ihn von Infektionen befreit, ohne ihm dabei zu schaden:

6.1.

Die leichteste Methode eine Grippeinfektion loszuwerden ist das einfache Fasten über 2-4 Tage. Wichtig dabei ist, dass Sie viel Wasser trinken, 2-4 Liter pro Tag. Bitte während dieser Zeit keine Nahrung aufnehmen. Während der Zeit des Fastens (3 Tage und länger) machen Sie Einläufe (siehe dazu Kapitel Nr. 4 in Band 2).

6.2.

Man kann versuchen, schwere chronische Infektionskrankheiten durch trockenes Fasten (nichts essen und nichts trinken) zu bewältigen. Diese Art des Fastens dürfen Sie nie ohne kompetente Fachleute an Ihrer Seite durchführen. Der optimale Zeitraum für diese Fastenkur sind 3 Tage. Nach 4-8 Wochen Pause kann man die Fastenkur wiederholen. Bei dieser Art des Fastens gibt es spezielle Regeln:

- Während des Fastens darf man nicht reden, um den Flüssigkeitsverlust durch das Verdunsten aus dem Mund zu minimieren. Auch soll man während der Zeit durch die Nase atmen.
- Sie müssen 3-5x pro Tag duschen.
- Befeuchten Sie die Lippen einige Male pro Tag mit Wasser. Nach jeder Fastenzeit sollte man mit dem Essen langsam und vorsichtig beginnen.

Nach einer Fastendauer von drei Tagen nimmt man am ersten Tag nur frischgepresste Säfte aus Äpfeln, Karotten oder Weißkohl (je nach Verträglichkeit) zu sich. Zusätzlich kann man am zweiten oder dritten Tag schon Gemüsesuppe, Kartoffelpüree und mit Wasser gekochten Getreidebrei essen. Danach kann man seine normalen Essgewohnheiten wieder aufnehmen.

6.3.

Man kann Infektionen auch mit hyperthermischen Bädern bekämpfen, wenn die Körpertemperatur unter 39 C° liegt (siehe Balneotherapie in Kapitel Nr. 4 Band 2).

6.4.

Man kann akuten Infektionen (zum Beispiel einer Grippe) mit Manuka Öl zu Leibe rücken. Man sollte einmal täglich ca. 30 Minuten vor dem Essen 3-5 Tropfen in Wasser gemischt zu sich nehmen.

6.5.

Hautinfektionen kann man mit einer selbst hergestellten Salbe aus Birkenteer behandeln, welche folgenderweise zubereitet wird: 1,5 Teelöffel Birkenteer mit 3,5 Esslöffel Zinksalbe (in jeder Apotheke erhältlich) mischen. Übrigens ist in Russland folgendes bekannt: Bei schweren Epidemien wie Typhus, Pocken, Cholera,... haben die Menschen aus Sibirien, die täglich Birkenteer mit Milch getrunken haben (nach alter Volkserfahrung 3-mal 2-3 Tropfen tägl.), ohne Ausnahme gesund überlebt.

6.6.

Auch Propolis, das „Bienen-Antibiotikum“ – ist sehr gut wirksam gegen Infektionen. Am besten benutzt man hierfür eine 10-30 prozentige Propolis-Tinktur, welche mit 90-95 prozentigem Alkohol angesetzt wurde. Bei akuten Infektionen 3-7 mal täglich 10–20 Tropfen mit Wasser verdünnt vor dem Essen oder dazwischen zu sich nehmen. Damit das Propolis dabei nicht an den Glaswänden kleben bleibt, sollte man es zuerst mit etwas Wodka (40% Alkoholgehalt) mischen und erst danach das Wasser zugeben.

6.7.
Man kann auch das Mittel Nr. 5.7.2. einnehmen: 3x2 Kapseln pro Tag ca. ½ Stunde vor dem Essen oder 1-2 Stunden danach.

6.8.
Es gibt ein weiteres von Mönchen erprobtes, gutes Mittel:
„AMOL“ 3-4 mal pro Tag 30 Tropfen mit Wasser verdünnt ca. 30 Minuten vor dem Essen oder dazwischen trinken.

6.9.
Besonders Frauen leiden häufig aus verschiedenen Gründen an Blasenentzündung. In ca. 90% der Fälle entsteht die Entzündung durch eine Infektion mit E-Coli Bakterien. In diesem Fall kann man die Blasenentzündung effektiv und ohne Nebenwirkungen mit D-Monnose, einem einfachen Zucker, der aus Birkensaft gewonnen wird, bekämpfen, (bitte nicht zu verwechseln mit Xylit, einem anderen einfachen Zucker!). D-Monnose schwemmt die Bakterien aus der Blase und den Harnwegen aus. Dabei nimmt der Körper diesen Zucker fast nicht auf. Er nimmt ihn achtmal weniger auf als üblichen, raffinierten Haushaltszucker! Im akuten Fall nimmt man 3g D-Monnosezucker-Pulver (in Kapselform mit je 500mg, 6 Kapseln) 4 mal pro Tag mit viel Wasser. Also von dem Pulver nehmen Sie jede zweite Stunde 3g zwischen den Mahlzeiten, 4 mal pro Tag, 4 Tage lang in lauwarmem Wasser aufgelöst. Als Prophylaxe kann man einen Monat lang 1–2 Kapseln oder 0.5-1g D-Monnose pro Tag vor dem Mittagessen mit viel Wasser einnehmen). Für die Fälle, in denen nicht nur E-Coli-Bakterien die Blasenentzündung hervogerufen haben, kann man das pflanzliche Heilmittel „Rensept“ empfehlen. Nehmen Sie davon 3x1 Tablette pro Tag vor dem Essen. Im akuten Fall können Sie bis zu 3x2 Tabletten pro Tag vor dem Essen einnehmen.

6.10.

Man kann auch das Mittel 5.6. einnehmen. Nehmen Sie 5-7 mal pro Tag 10 Tropfen mit Wasser verdünnt entweder vor oder zwischen den Mahlzeiten ein.

6.11.

Wenn Bronchien und Lunge infiziert sind, kann man dies mit speziellen Inhalationen bekämpfen.

6.11.1

Zwiebeln schälen, kleinhacken und das Aroma direkt inhalieren (mit Tuch über dem Kopf 3-5 Min. 1-2 pro Tag).

6.11.2

15 Tropfen Propolis-Tinktur in heißes Wasser geben und inhalieren (siehe Pkt. 6.11.1).

6.11.3

Inhalieren Sie den Dampf von Eukalyptus-Tee (siehe Pkt. 6.11.1)

6.11.4

Inhalieren Sie den Dampf von kolloidalem Silber (Konzentration 25 ppm.) 5-10 Min. 1-2 x pro Tag mittels eines Ultraschallinhalators (Fa. Medisana) .

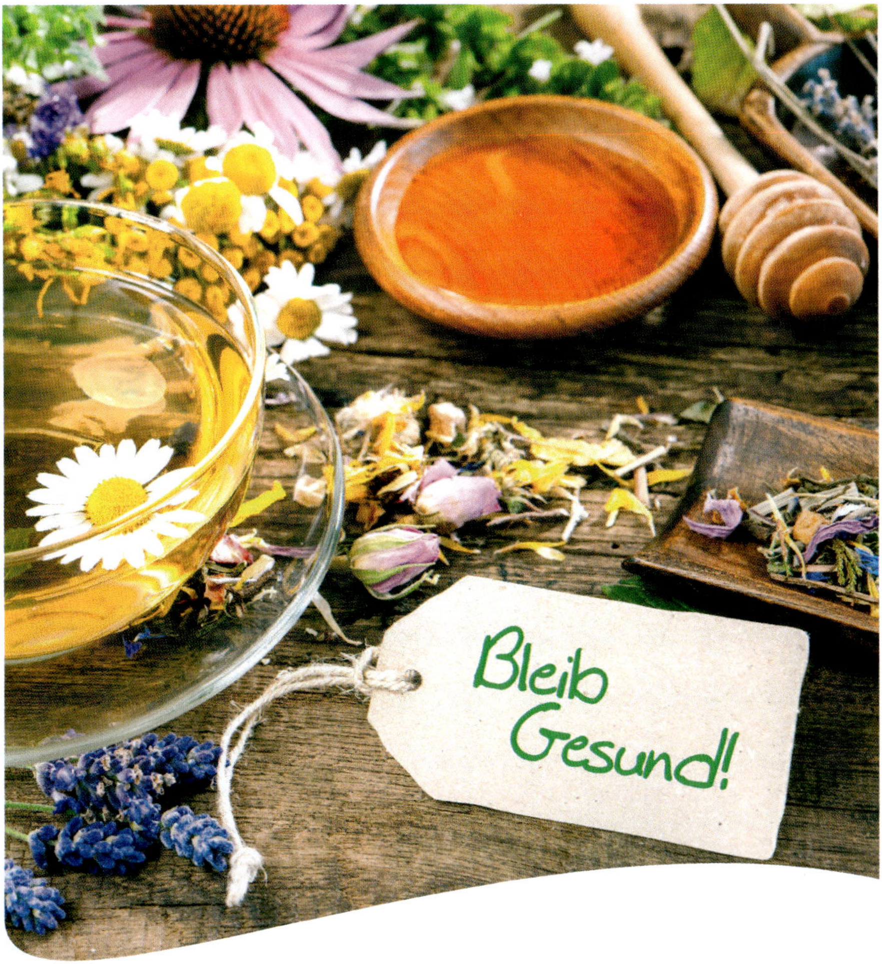
Bleib
Gesund!

Kapitel 7

Stress widerstehen

Berücksichtigen Sie bitte auch die Auswirkungen von Stress auf die Länge Ihres Lebens und auf dessen Qualität. Regelmässiger Sport und Autogenes Training können sich hier als sehr hilfreich erweisen. Ein 90 jähriger Mann aus Russland wurde gefragt, wie es ihm in diesem fortgeschrittenen Alter gelingt, so fit zu bleiben. Er antwortete mit einem Lächeln:
Wenn mein Chef mit mir schimpft, schaue ich aus dem Fenster und stelle mir vor, wie schön es doch wäre, bei solchem Wetter Tennis zu spielen! (siehe auch in dem Bezug Kapitel 1 und 8 von Band 2)
Selbst in sehr stark erlebtem Stress muss man versuchen, ausgeglichen und entspannt zu sein - vor allem im Schulter-Hals-Bereich. Es ist eine reine Trainingssache.
Als sehr nützlich erweisen sich hier spezielle Hatha-Yoga-Übungen Beherrscht man diese Kunst des Yoga, führt sie in eine tiefe körperliche und mentale Entspannung. Regelmäßige Meditation unterstützt Sie auf dem Weg zur Ausgeglichenheit. Das Problem hierbei ist jedoch, dass gerade die Menschen, die unter Stress leiden, keine Zeit für tägliche Yogaübungen finden. 1-2 Stunden sind hierfür täglich erforderlich, und das können sie sich nicht leisten. Ich möchte den Leser in diesem Kapitel mit einer sehr effektiven Methode zur Stressbewältigung bekannt machen. Diese Methode wurde in der ehemaligen Sowjetunion vor ca. 40 Jahren von Herrn Hasaj Aliew entwickelt. Trotz großer Effektivität ist die Methode sehr einfach und bedarf erstaunlich weniger Zeit. Sie trägt den Namen „Aliew Schlüssel“. Sie hilft dabei, einen effektiven Schlüssel zu sich selbst zu finden. Sie hilft, in Balance zu kommen, stressbedingt verspannte Muskulatur zu lockern und so den nervlichen und psychischen Zustand positiv zu stabilisieren.

Die Methode hilft, konstant Glückshormone auszuschütten und so den Körper immer gesünder werden zu lassen.
Forschungsberichte und Ergebnisse über lang lebende Personen, angefertigt von Gerontologen, zeigen, dass sie praktisch ohne Ausnahme frei von Hass, Neid, Stimmungsschwankungen und Ängsten lebten. Sie haben ihr Leben lang viel und gern gearbeitet. Sie respektierten und liebten ihre Mitmenschen und stritten mit niemandem. Deswegen möchte ich an dieser Stelle des Buches diese Methode, den „Aliev Schlüssel", beschreiben. Er ermöglicht fleißigen Menschen die beschriebenen Eigenschaften zu erreichen und in sich zu festigen.

Chasai Aliev
„Der Schlüssel zu sich selbst"
Rhythmische/ Synchronische Übungen

Im Jahr 1990 hat der russische Facharzt und Forscher Dr. Chasai Aliev in seinem Buch „Der Schlüssel zu sich selbst" verschiedene Übungen und Verfahren veröffentlicht. Sie werden als Grundlage für die Selbstregulierung des Körpers dargestellt. Die Selbstregulierung des Körpers wird so schneller aktiv und wirksam. Der Mechanismus ist genial einfach – die „Umschaltung" im Gehirn geschieht sozusagen über einen „neutralen Gang", ähnlich dem Getriebe eines Autos.
Der Schlüssel öffnet den Zustand der inneren Freiheit, der alle Ängste, Komplexe und Stereotypen in einem Menschen „deaktiviert". Wenn Sie mit der Lösung eines Problems beschäftigt sind, kommen Sie mit der Anwendung dieser Methode Ihrem Ziel entscheidend schneller näher. Die Blockaden des neuromuskulären Blocks, Ängste, Komplexe und Stereotypen lösen sich im Handumdrehen auf. Die Geschwindigkeit des Denkens erhöht sich und der Raum für die Kreativität wird geöffnet.
Die Methode des „Schlüssel zu sich selbst" enthält zwei Komplexe bzw. zwei Übungsarten.

Die erste Übungsfolge dient der Befreiung, Entspannung, dem Entfernen von Blockaden und Steifigkeit.
Die zweite Übungsfolge dient als Werkzeug, um den besonderen Zustand der Entspannung, der absoluten Ruhe, zu erreichen. In diesem Zustand ist es möglich, die psycho-physiologischen Prozesse des Körpers zu steuern, innere Barrieren zu überwinden. Ebenso wird dadurch bei der Behandlung und Heilung von Krankheiten die eigene Abwehr des Organismus mit einbezogen, Stress wird abgebaut und das kreative Leistungsvermögen wächst!

Die erste Übungsreihe besteht aus 5 Übungen:
Alle Bewegungen müssen locker und entspannt ohne Anstrengungen, ohne Druck, über je eine Dauer von einer Minute durchgeführt werden.

1.
Beine schulterbreit auseinander stellen, die Arme entspannt hängen lassen. Dann über kreuz bzw. mit ausgestreckten Armen auf die Schulter gegenüber klatschen (klopfen); die Hände wechseln sich ab, so dass einmal die rechte Hand oben liegt und einmal die linke. Beteiligt ist hierbei die Brust-, Rücken- und Nackenmuskulatur.

2.
Die Ausgangsposition ist die gleiche, ähnlich eines Skifahrers. Die ausgestreckten Arme werden hoch gehoben, besser etwas über den Kopf. Schwenken Sie mit den Armen nach unten, so als ob Sie sich mit den Skistöcken abstoßen würden. Es muss so intensiv sein, dass sich durch die Bewegung die Fersen anheben. Synchron mit den Armen bewegt sich auch der Kopf. Beteiligt sind die Muskeln des Schultergürtels sowie die Rücken- und Nackenmuskulatur.

3.

Die Ausgangsposition wieder wie bei den ersten beiden Übungen. Man macht halbe Umdrehungen mit dem Oberkörper, von links nach rechts und von rechts nach links, die locker und frei hängenden Arme werden automatisch hin und her baumeln.

Wenn Sie diese Übung einige Zeit durchführen, entsteht ein Zustand, in dem der Stress verschwindet und Ruhe einkehrt. Dieser Zustand ähnelt dem der Selbsthypnose.

4.

Die Ausgangsposition bleibt. Die Übung beginnt mit einer starken Rückwärtsbeuge, auch die Beine sind gebeugt, die Hände sind entspannt, sie liegen locker auf dem Bauch, man kann sie auch vor dem Körper zusammenhalten, der Kopf darf nicht hängen, sondern wird mit den Halsmuskeln fast aufrecht gehalten. Der ganze Körper ist somit angespannt, vor allem die Brust-, Hals- und Bauchmuskulatur. In dieser Position macht man 12-14 Neigungen mit dem Kopf von Seite zu Seite. Danach folgt eine Beugung nach vorne, zuerst ganz entspannt, so wie es der Zustand des Rückens zulässt, die Hände frei hängend, für etwa 10 bis 15 Sek. In dieser Zeit soll sich die Rücken- und Lendenmuskulatur entspannen. Sobald man dies spürt, geht man ruckartig so weit in die Vorbeuge, dass die Hände den Boden berühren.

5.

Die Ausgangsposition bleibt immer noch. Diese Übung stärkt außerdem die Unterleibsmuskulatur. Rhythmisch wie im Tanz das Bein „schwingen“. Ein Schritt nach vorne zum Beispiel mit dem rechten Bein, das linke, ausgestreckte Bein macht dann einen kräftigen Schwung nach vorne, hoch zu der ausgestreckten rechten Hand. Wieder zurück in die Ausgangsposition. Beginnen Sie dann mit dem anderen Bein und wiederholen Sie das Ganze. Führen Sie es in einem für Sie bequemen Rhythmus aus (so wie auch bei den Übungen 1,2 und 3).

Nun folgt die zweite Übungsreihe, welche verschiedene Übungen, die

vielleicht in der Umsetzung etwas Praxis verlangen, beinhaltet. Man braucht Geduld und Zeit (täglich 15-20 Minuten). Nach etwa 5 Tagen sollten Sie in der Lage sein, die Übungen durchzuführen.
Die Bewegungen kann man als reflektorisch, unwillkürlich bezeichnen. Sie werden ohne Zwang und ohne körperliche Anstrengung durchgeführt, mit der Hilfe von Visualisierung und Gedankenkraft:

1. Hände auseinanderführen
2. Hände zusammenführen
3. Hand-Levitation
4. Fliegen
5. Eigenschwingungen des Körpers (etwa wie ein Kind in den Schlaf geschaukelt wird)

1.
Hände auseinanderführen

Beine schulterbreit stellen. Beide Hände werden nach vorn ausgestreckt, die Handflächen bleiben locker hängen. Nun muss man sich vorstellen, dass sich die Hände wie gleichpolarisierte Magnete gegenseitig abstoßen. Ihre Hände werden nicht mechanisch bewegt, sondern „geistig“. Erstmals wird es schwierig sein. Lassen Sie sich nicht entmutigen, wenn es nicht gleich beim ersten Mal funktioniert. Erwarten Sie keine sofortigen Ergebnisse. Haben Sie mehr Vertrauen zu sich selbst. Nehmen Sie sich Zeit.

2.
Hände zusammenführen

Die Beine schulterbreit auseinander stellen. Beide Hände nach vorn auf Schulterhöhe ausstrecken. Die Handflächen bleiben locker hängen, dann wie üblich (mechanisch) die Hände auseinander führen. Ab jetzt wie in der ersten Übung vorgehen, mit dem Unterschied, dass die Hände eine „Anziehungskraft“ wie bei verschiedenpoligen Magneten haben.

3.
Hand-Levitation

Beine schulterbreit auseinander stellen, Hände bleiben entspannt am Körper hängen. Man kann während der Übung die Hand beobachten oder auch die Augen geschlossen halten. „Stimmen“ Sie sich auf die Übung ein, spüren Sie, wie die Hand immer leichter wird. Endlich, leicht wie eine Feder beginnt sie hoch zu schweben. Diese Übung funktioniert am leichtesten unmittelbar nach den beiden vorherigen. Sollte es scheitern, wiederholen Sie die vorigen Übungen noch einmal und versuchen dann erneut die Hand wieder anzuheben. Wenn die Hand beginnt hoch zu „schweben“, gibt es eine Menge von neuen und angenehmen Gefühlen bzw. Empfindungen. Diesen inneren Zustand, diesen Mechanismus, diesen Faden zwischen der Hand und dem Geist sollte man sich einprägen. Man kann damit nicht nur die Hand steuern, sondern z.B. Kopfschmerzen beseitigen, den Blutdruck normalisieren, die schlechte Laune „wegschweben“ lassen. Auch für die nächste Übung, die als eine der wichtigsten gilt, ist diese Übung mit der Hand eine Vorstufe.

4.
Fliegen

Wenn Sie es mit einer Hand geschafft haben, lassen Sie beide Hände, nach dem gleichen Prinzip hochschweben. Gehen Sie weiter, fühlen Sie, wie sich die Hände in Flügel verwandelt haben und Sie selbst zu schweben bzw. zu fliegen beginnen, ähnlich dem Geschehen eines Traums. Sie schweben hoch über der Erde, der Sonne entgegen, der Himmel ist herrlich blau.
Es ist ein wunderbares Gefühl der Freiheit, welches uns Menschen sehr fehlt. Die Seele jubelt, der Körper füllt sich mit Kraft und Energie.

5.
Eigenschwingungen des Körpers (etwa wie man das Kind in den Schlaf schaukelt)

Stehen Sie auf, versuchen Sie sich zu entspannen und nicht zu denken. Sie können Ihre Augen auch schließen, wenn Sie sich danach fühlen. Fühlen Sie jedes Körperteil, dann den gesamten Körper, auch das Gewicht des Körpers, fühlen Sie wie er sich entspannt. Jetzt setzen Sie den Körper langsam in eine schwankende Bewegung, erreichen Sie einen Rhythmus, der für Sie angenehm ist. Fühlen Sie in welche Richtung ihr Körper „zieht". In der Regel sind es Pendel-Bewegungen von hinten nach vorne, oder eine Kreisbewegung. Der Körper muss von Ihnen eine Bewegungsfreiheit bekommen. Wenn es nicht gleich funktioniert, bleiben Sie einen Moment entspannt stehen, beruhigen Sie sich, lassen Sie gänzlich los.

Nach den Übungen hat man einen meditativen Zustand: behagliche Benommenheit, Entspannung, ein gedankenfreies Bewusstsein. In diesem Zustand gewinnt der Körper seine Stärke zurück und das menschliche Gehirn ist für Auto-Suggestion bestens vorbereitet, was der Grundlage der Hypnose ähnlich ist. So können auch Sie in diesem Zustand dem eigenen Körper eine gewünschte Zielsetzung durch gezielte Visualisierung und durch die Kraft Ihrer Gedanken einprägen.

Für diejenigen, die diese Methode ausüben und beherschen, hilft das uralte tibetische Sprichwort: „Ohne Entspannung passiert kein Wunder!"

Viel Spaß und gutes Gelingen!

Und sollte es die Zeit einmal nicht zulassen die Übungen durchzuführen, können Sie zu Stressminderungen auch gerne Ingwer-Tee trinken (unbegrenzt).

Am Schluss dieses Kapitels muss noch gesagt werden, dass es nicht weniger wichtig ist, dem Körper jeden Tag die Möglichkeit zur gründlichen Regeneration zu geben.

Wichtig dafür sind gesunde Nahrung, gesundes Wasser und vieles mehr. Darüber haben wir in diesem Buch schon erfahren (siehe auch Kapitel 1 in Band 2). Ebenfalls sehr wichtig für die Regeneration ist ausreichend Schlaf, vor allem in der Nacht. Er stärkt den Körper, kräftigt die Nerven als auch die Psyche (siehe hierzu Kapitel 8 in Band 2).

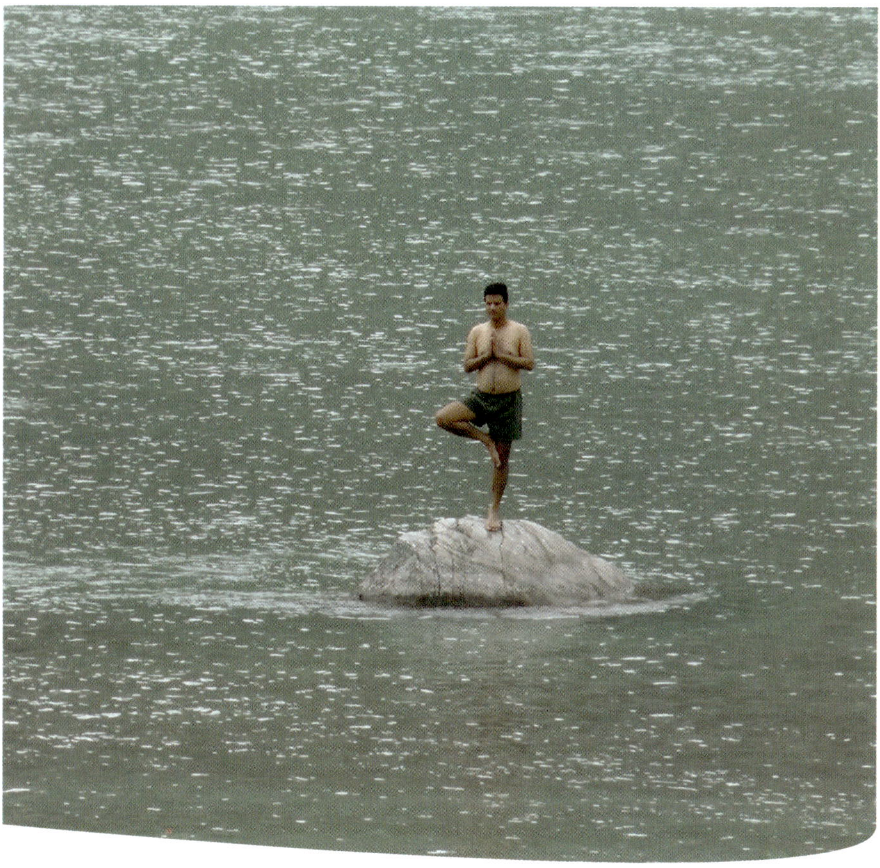

BAND 2

Ausgewählte Weisheiten aus dem Schatz der Volks- und Alternativmedizin

Unser „Gespräch" bekommt hier eine neue Wendung. Die Empfehlung aus Band 1 lautet, dass das beste Lebens-Elixier eine gesunde Lebensführung ist. Dies ist ohne Zweifel auch richtig. Es ist allerdings noch nicht alles. In Band 2 möchte ich Sie mit weiterem Bedeutsamen aus der Volks- sowie der Alternativmedizin vertraut machen. Auch vergesse ich dabei nicht aus meiner Erfahrung zu berichten. Ich möchte Ihnen einige ausgewählte Methoden zur Lebensverlängerung, sowie zur Verbesserung der Lebensqualität vorstellen.

Kapitel 1

Die heilige Kraft der Worte

Unsere Welt , so wie es in vedischen heiligen Texten steht, wurde von Gott aus einem einzigen Ton erschaffen. Die Sprache, die aus verschiedenen Tönen erschaffen wurde, kann einen unglaublich starken Einfluss auf die Gesundheit der Menschen haben. Voraussetzung hierfür ist die richtige Verwendung.

Wie man mit Worten heilen, das Leben verlängern und die Lebensqualität verbessern kann, geht aus zahlreichen Berichten der Naturmedizin hervor.

Diese Methoden werden seit ewigen Zeiten zur Heilung verwendet, aber auch in Gebeten, Mantren, in der Magie oder anderen speziellen Ritualen.

In der heutigen Zeit sind uns Therapien wie Autogenes Training, Hypnose, Gesprächstherapie und so weiter bekannt. Was ist mit der Erhöhung der Lebenserwartung? Wie kann das funktionieren? Was soll man dafür tun?

Da geht so einiges:

Zuerst machen Sie Ihre Worte oder Gedanken energetisch stark, das heißt, versuchen Sie alles, was Sie irgendwann sagen oder versprechen, unbedingt zu erfüllen.

Beim Sprechen versuchen Sie möglichst oft das Gesagte gleichzeitig auch mental zu visualisieren.

Nach 4-5 Monaten solcher täglichen Übungen werden Ihre Worte mit Kraft geladen sein.

Ich empfehle Ihnen den speziellen noch folgenden Text mindestens 10 mal täglich zu lesen. Lesen Sie ihn laut oder in Gedanken. Lesen Sie ihn jeden Morgen. Dieser spezielle Text wirkt wie ein Lebens-Elixier. Lesen Sie den Text langsam aber sicher. Solche Texte sind wirklich in der Lage, den menschlichen Stoffwechsel, die Verfassung seiner

Nerven sowie seiner Psyche, langsam aber sicher in die gewünschte Richtung umzuprogrammieren.
Bevor Sie mit dem Lesen der Texte beginnen, reinigen Sie Ihren Geist. Sie können dies z.B. mit folgender Übung tun:
Stellen Sie sich vor, Sie betrachten weiße Wäsche, welche auf einer Leine hängt. Versuchen Sie dabei keine weiteren Gedanken entstehen zu lassen. Erst wenn Ihnen das für 3 Minuten gelingt, fangen Sie mit dem Lesen an. Erst dann sind Sie bereit. Wichtig, praktizieren Sie dabei die Bauch-Atmung (beim Ein- und Ausatmen bewegen Sie zuerst den Bauch). Dabei atmen Sie durch die Nase ein und durch den Mund aus. Bedenken Sie, diese Methode ist nicht für die nächsten Tage oder Wochen gedacht, sondern für die nächsten Jahre. Hier folgt ein Beispiel eines solchen Textes. Es mag sein, dass er in manchen Ohren komisch klingt. Dieser Text sorgt für die Verjüngung des Körpers, für seine Gesundung, sowie seine Kräftigung. Er wurde nach speziellen uralten Regeln verfasst. Kein Wort findet seinen Platz zufällig in diesem Text. Auch nicht die Worte über Gott. Laut Herrn G. Sitins Meinung, er ist in Russland der bekannteste Fachmann für die Heilung mit Worten, ist es nicht von Belang, ob ein Mensch gläubig ist oder nicht. Der Text mit Worten über den HERRN ist für jeden geeignet. Das Wort GOTT sitzt fest im Unterbewusstsein und spielt eine sehr wichtige und positive Rolle in Behandlungen dieser Art. Bei jedem Menschen, auch bei Atheisten.
Ich habe in meiner Praxis dieselbe Erfahrung sammeln können.

Das nun folgende Textbeispiel können Sie direkt nach dem Aufstehen lesen.

„Ich bin heute wie immer richtig gut gelaunt, ausgeglichen und sichtlich total entspannt. Alles, was ich heute tun werde, widme ich Dir - lieber Gott. Glückliches Lächeln, fest verwurzelt in jeder Zelle meines Körpers. Lustige, glückliche Laune jeden Morgen beim Aufstehen überflutet mich, wie immer. Ich bin überwältigt von der Präsenz des enormen Glücks. Ich habe den Wunsch, zu singen und zu tanzen. Ich freue mich riesig über jeden neuen Tag den ich erleben darf! Ich bin Gott sehr dankbar dafür. Ich fühle mich mit jedem neuen Tag immer leichter, frischer, jünger und glücklicher! Die aufsteigende Sonne, und somit Gott, durchstrahlt jede meiner Zellen, sie reinigt, erfrischt, verjüngt, und kräftigt diese. Mit jedem neuen Augenblick spüre ich in mir wachsende, lustige, sprudelnde Lebenskraft. Die Sonne durchdringt mich sanft, fröhlich und strahlend von den Füßen bis zum Kopf. Dieser Körper beginnt, dank Gottes Gnade, alles mich Umgebende mit umfassender Liebe zu betrachten. Alles um mich herum ist Gott und alles ist überflutet mit göttlicher Liebe, so wie auch ich. Mein Körper spiegelt die fröhliche, warme Sonne wieder, er streckt und erneuert sich.

Er wird mit erstaunlicher Geschwindigkeit immer jünger und leichter. Einfach alles Sieht aus wie bei Neugeborenen! Alles Gewebe wird sichtbar schnell frischer, straffer, jünger und elastischer. Die Haut wird glatt, feinfühlig, sanft, sie strahlt und duftet wie bei Säuglingen. Alle Falten, auch die kleinsten, werden unsichtbar. Meine Gedanken über die Verjüngung meines Körpers bescheren mir überall fröhliches Zittern. Die Verjüngung passiert sichtbar! Wohin man bei mir auch blickt, man sieht einen perfekten, federleichten, nagelneuen Körper! Ich fühle mich sehr glücklich und wohl in meiner Haut! Jeden Tag, lieber Gott, verbessert sich mein Körper weiter. Gottes Wille wird immer offensichtlicher zu meinem Willen. Mein Wille wird mit jedem neuen Tag, dank Gottes Segen, spürbar immer stärker. Er wird ohne Zweifel fest wie Eisen! Und jede meiner Zellen untersteht meinem Willen. Meinem Willen, gesund und jung zu werden. Ich schicke immer wieder meine Zellen aus, so dass mein Organismus neu aufgebaut wird. Ich merke wie ich immer positiver denke und meine Laune sich verbessert.

Ich bin die Quelle von Licht und Liebe! Ich nehme das Leben immer leichter an. Ich bin glücklich und sehr zufrieden in meinem privaten Leben sowie auf der Arbeit. Ich habe einen perfekten, gesunden, jungen, muskulösen Körper und einen sauberen, ruhigen, ausgeglichenen Geist. Mein Gedächtnis wird wieder klarer, durchsichtiger, endloser. Ich kann mir schnell und ganz fest riesige Mengen notwendiger Informationen merken. Ich erinnere mich bei Bedarf mit Leichtigkeit an alles, was ich in meinem Leben irgendwann beruflich erfahren oder gelernt habe. Der Wille reinigt meinen Körper tief. Jede meiner Zellen befreit sich von Giften. Ganze Schmutzmassen an Schleim, Schlacken, Giften verlassen eilig und für immer meinen Körper durch den Darm, durch die Nieren, durch die Haut und durch die Ohren. Ich höre immer besser und werde feinfühliger. Mein Körper bekommt schnell seine frühere junge, sanfte Flexibilität und Beweglichkeit zurück. Eilig kehrt mein junges, sorgloses, federleichtes Körpergefühl zurück. Alle Müdigkeit hat mich verlassen und ist vergessen.

Energie sprudelt ohne Ende in meinem Körper. Ich bleibe dabei immer erstaunlich ruhig und entspannt. Mein Blutdruck ist Tag und Nacht konstant still, in den optimalen Grenzen von 120 : 80 (mmHg). Ich sehe und spüre mich wieder jung, frisch, energisch. Alle um mich herum, ohne Ausnahme, merken das! Ich liebe die Natur und die Menschen. Egal was ich mache, alles tut meinem Körper und meiner Seele gut. Jeder Augenblick meines Lebens schenkt mir Freude und Leichtigkeit. Ein Glücksgefühl wie feinster Zucker - süß und sauber. Ich mag es, der Natur und den Menschen zu helfen. Die Menschen nehmen sehr gern und dankbar meine Hilfe an. Ich spüre wachsende Hilfe und Unterstützung von der Natur in jedem einzelnen Augenblick. Diese Harmonie bringt mir totale Freude! Sonne, Bäume, Gras - alles, in jedem neuen Augenblick, schenkt mir saubere, glückselige Energie und unterstützt mich. Diese feinste Energie reinigt mich sichtlich, verjüngt meinen Organismus und stärkt meine Lebenskraft. Meine Haut wird spiegelglatt und elastisch. Ich rieche den Duft feinster Rosen. Ich bin umhüllt von absoluter Ruhe, Freude und Glückseligkeit. Innerlich spüre ich totale, feinselige Stille. Mein Geist ist immer ruhig und sauber. Meine Augen strahlen Zufriedenheit und Glück aus.

Ich bekomme erstaunlich stabile, adlerscharfe Sehkraft. Die Gelenke und die Wirbelsäule bewegen sich locker wie bei Kindern, wie frisch geschmiert. Ich schaue in die Welt mit kindlicher, glücklicher Freude, ohne jegliche Sorge. Ich genieße mein Leben in der Gegenwart. Die Last der Vergangenheit wurde mit der aufsteigenden Sonne für immer aus meinem Bewusstsein und meinem Unterbewusstsein gelöscht. Mein Geist wird spiegelsauber, ruhig und still. Meine ganze Zukunft vertraue ich Gott an. Der liebe Gott weiß alles, ER weiß, was für mich am besten ist, immer, pausenlos, ganzheitlich, respektvoll. Dadurch lebe ich absolut sorglos bezüglich meiner Zukunft. Ich bin wunschlos glücklich! Gott ist in mir und um mich herum. Gottes Liebe ist immer präsent, pausenlos überflutet Sie mich. Dank Gottes Segen sehe ich mich immer und immer weiter – beweglicher, jünger, gesünder, glücklicher! Jeder Teil von meinem Körper ist immer angenehm warm, und gut und ausreichend durchblutet. Die Muskeln werden immer wärmer, voluminöser und kräftiger. Die Natur macht meinen Körper, meine Haut, meine Gefäße kristallsauber und jünger. Alles an mir wird frisch und neu. Alle inneren Organe arbeiten vollkommen intakt, in Harmonie miteinander. Alles was ich esse wird perfekt verdaut und erzeugt viel glückliche Energie. Ich atme leicht, frei und tief. Mit jedem Atemzug kommt neue freundliche, feine, glückliche Energie in meinen Körper. Ein frisches, junges Gefühl überflutet mich. Mein Körper wird von innen und außen sichtlich immer sauberer, gesünder und kräftiger. Jede Menge Schleim und Schmutz verlässt spurlos meinen Körper. Dadurch regeneriert sich mein Körper sehr schnell. Zurück kehrt eilig kindliche Beweglichkeit und Flexibilität. Ich bekomme einen bezaubernden, frischen, kraftvollen, total energischen Körper. Ich werfe meine Sorgen über Bord. Das gelingt mir immer und immer leichter. Ich fühle mich physisch und psychisch immer deutlicher wie ein 20-jähriger, wie ein 18-jähriger, wie ein 16-jähriger - immer und immer jünger, leichter, sorgloser, gesünder. Eine erstaunliche Energie spielt fröhlich in all meinen Muskeln, in jeder meiner jungen Zellen. Ich habe nur junge, frische Zellen in meinem Körper. Das ist auch

äußerlich leicht zu merken. Alle Organe dieses Körpers stehen unter der Wirkung der glückseligen Natur. Sie erneuern sich schnell, werden immer frischer, kräftiger, sauberer, noch jünger - einfach nagelneu!
Frisch, frischer und frischer!
Jung, jünger und jünger!
Gesund, gesünder und gesünder!
Glücklich, glücklicher und glücklicher!
Sicher und mit Leichtigkeit bewältige ich jedes Problem in meinem Leben. Mit der Unterstützung der Natur überwinde ich jedes Lebenshindernis. Das macht mich noch jünger und willenskräftiger, noch lustiger, glücklicher, weiser, entspannter und gesünder! Mit wachsendem Glauben an Gott, dass es so sein soll!
Das ist der wahre und weise Weg zu Gott. Nach jedem Schatten kommt immer mehr Sonne in mein Leben. Ich bin immer lustig, zufrieden, gesund, glücklich und ausgeglichen. Ich bin die Verkörperung von Licht und Liebe! Alles in mir ist jung wie der Frühling! Ich fühle mich sorglos und weiß ganz genau, alles in mein Leben wird gut, gut, gut und noch besser!...

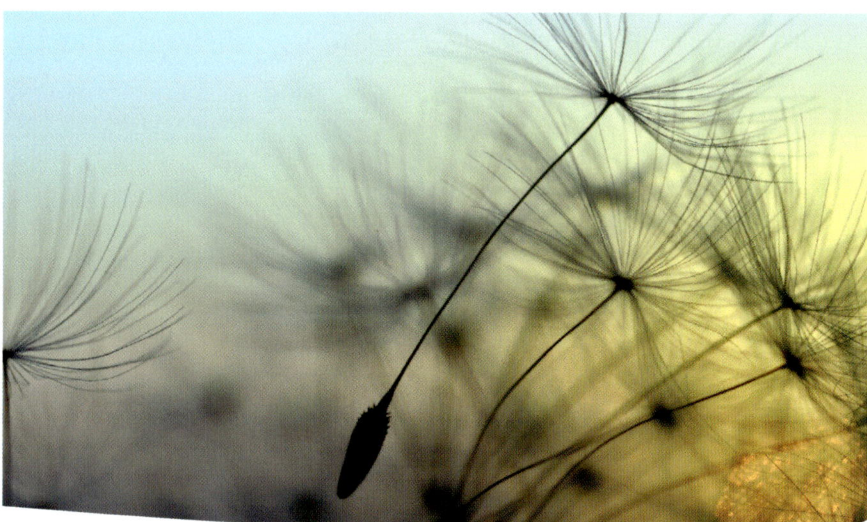

Abends vor dem Schlafengehen kann man z.B. folgenden heilenden Text nutzen:

„Ich bin heute Abend wie immer total ruhig und entspannt. Alles, was an diesem Tag passierte, habe ich sorglos und mit Leichtigkeit geschafft. Ich spüre in jedem Augenblick, wie die Jugendlichkeit wieder zu mir zurückkehrt. Ich bin kraftvoll, vollkommen zufrieden, ausgeglichen und sorglos. Gedanken über das Tagesgeschehen haben mich ohne jegliche Spur verlassen. Ich spüre nach wie vor feinstes, glückliches Licht in mir. Ich bin gesund und ausgesprochen gut gelaunt. Mein Gewissen ist absolut fein und sauber. Ich habe all meine Taten des heutigen Tages Gott gewidmet. Ich freue mich, dass ich meine Pflicht heute vor Gott vollkommen erfüllen durfte! Alles, was dabei passierte, diente nur dem Guten und widme ich dem lieben Gott!
Ich bin überflutet mit einem fröhlichen, sorglosen, freien Gefühl!
Ein federleichter, sorgloser, liebevoller, sehnlicher Zustand! Junger, gesunder Körper. Ich strahle Licht, Liebe und Ruhe aus. Glückliche, sorglose Lebenskraft pulsiert in jeder meiner Zellen. Auch abends spüre ich mich nach wie vor jung und kräftig.
Gott ist in meinem Herzen.
Gott ist überall mit mir und in mir, auch zu Hause.
Ich bin absolut glücklich zu Hause. Meine Familie ist ein wahres Geschenk Gottes!
Einfach totales Glück und Harmonie!
Der glückliche Zustand verfolgt mich immer, auch in der Zeit vor dem Schlafengehen. Ich widme auch die kommende Nacht dem lieben Gott. Ich freue mich über den bevorstehenden erholsamen Schlaf. Diese Zeit kommt immer näher. Der liebe Gott bringt mich gern in tiefen, traumlosen, glückseligen Schlaf. In diesem glückseligen, sanften Schlaf löse ich mich spurlos im lieben Gott auf, ich lasse meinen Körper in Ruhe erholen, regenerieren und weiter verjüngen. Die Verjüngung in meinem Körper läuft dank Gottes Gnade pausenlos immer weiter. Ich spüre wachsende Liebe und Harmonie zu allen

Menschen und anderen Lebewesen der Welt. Dieses Gefühl wird immer deutlicher. Ich putze die Zähne und schaue erstaunt in den Spiegel. Es ist wirklich erstaunlich, wie jung und frisch mein Körper geworden ist! Mein Körper ist sichtlich jünger geworden. Ich bin dem lieben Gott dafür sehr dankbar. Ich sehe und spüre, wie mein Körper immer jünger und gesünder wird, egal ob ich wach bin oder schlafe. Mit jedem neuen Augenblick werde ich immer und immer jünger. Ich finde mich erstaunlich ruhig und entspannt. Ich freue mich über das, was jetzt passieren soll. Genau jetzt ist Zeit zu Bett zu gehen… Gute Nacht an die ganze Schöpfung Gottes!

Gute Nacht!

Alles wird gut, gut, gut und noch besser!
Frieden, Glück, Gottes Liebe und Harmonie für alle!
Bis zum nächsten glücklichen Morgen!
Ab ins Bett!..."

Kapitel 2

Das Element Wasser

Wenn wir hier über lebensverlängernde Methoden sprechen, darf man das Trinken von gutem und frischem Wasser nicht vergessen.

Warum?

Ganz einfach: Unser Körper besteht zu 80% aus Wasser. Aus diesem Grund ist es lebenswichtig zu wissen, welches Wasser man trinken soll. Laut Informationen aus medizinischen und anderen Quellen, welche überall zu lesen sind, ist es für unsere Gesundheit sehr wichtig, dass unser Wasser möglichst viele nützliche Mineralien und Spurenelemente enthält. Es soll möglichst basisch sein, um so die Übersäuerung unseres Körpers zu bekämpfen.

Ist das wirklich so?

Eben nicht. Aus der Sicht der Volksmedizin und mancher alternativ denkenden Fachleute sieht es ganz anders aus. Kurz gesagt klingt es aus Sicht der Naturmedizin folgendermaßen:

Wasser soll nicht geben, sondern nehmen!

Die Hauptfunktion des Wassers liegt darin, unseren Körper zu reinigen. Lebensnotwendige Mineralien und Spurenelemente bekommen wir ausreichend in leicht verdaulicher Form durch die Nahrung: aus frischem Salat, Nüssen, Samen, Keimlingen,... .

In allen Gebieten der Erde, wo Leute häufig lange und gesund leben, ist das Wasser ausnahmslos kalziumarm, mit einem Kalziumgehalt von 8-20 mg/Liter. Es ist leicht sauer mit einem Hydrogencarbonatgehalt < 60 mg/Liter. Der PH-Wert liegt bei 6,7-6,9.
Normalerweise ist solches Wasser auch arm an Kalium und Magnesium. Trinkt man dieses Wasser, so muss man aus diesem Grund dafür sorgen, dass diese lebenswichtigen Spurenelemente ausreichend über die Nahrung aufgenommen werden. So macht es zum Beispiel auch das Hunzukuc-Volk in Pakistan, welches eine Lebenserwartung von über hundert Jahren aufweist. Sie essen jeden Tag reichlich Aprikosen (frische oder im Winter getrocknete), die viel Kalium enthalten.
Hier in Deutschland kann man Wasser dieser Qualität in Getränkemärkten kaufen, zum Beispiel „Volvic", „Celtic", „Black Forest", „Lauretana", „Plose" u.s.w. .

Man kann Wasser mit dieser Qualität auch mit Hilfe von speziellen mehrstufigen Filteranlagen zu Hause aufbereiten (siehe Anhang 3).

Gut verträgliches, hoch qualitatives Kalium und Magnesium kann man z.B. ausreichend durch das Nahrungsergänzungsmittel „Eletol" zu sich nehmen.
„Eletol" enthält auch Zink für das Immunsystem, Mangan für die Knochen und Inulin für eine bessere Leitfähigkeit der Nerven. Alle 1-3 Tage, je nach Bedarf, nimmt man ½-1 Messlöffel davon und vermischt ihn mit ½-1 Liter Wasser, schüttelt die Mischung und trinkt sie vor dem Essen.

Es gibt aber auch Wasser, welches nicht nimmt sondern gibt!

Das sogenannte Heilwasser, welches man nur in Form einer Kur regelmäßig trinken kann bzw. sollte. Ein Kur wird folgendermaßen angewandt: 1-3 Gläser pro Tag, 1-2 Monate lang. Das Ganze kann

1-3 mal pro Jahr wiederholt werden. Es handelt sich um Sulfatwasser, welches u.a. reich an Sulfat ist (Salze der Schwefelsäure: Natriumsulfat, Magnesiumsulfat, Kaliumsulfat,...).
Solche sulfathaltigen Heilwasser fördern die Funktionen von Leber, Bauchspeicheldrüse und Gallenblase, unterstützen die Verdauung, Behandlung von chronischen Harnwegsinfektionen, senken Cholesterin und Triglyceride. Sulfate sind ebenfalls am Aufbau der Proteine beteiligt. Eins der besten sulfathaltigen Heilwasser in Deutschland findet man z.B. in den Bad Kissinger Heilquellen (ca. 0,9 g/Liter Sulfat Anionen).
Es gibt bekannte Kurorte wo der Sulfat Anionen Gehalt pro Liter um einiges höher liegt und somit die heilende Wirkung entsprechend stärker ist, wie z.B. in Slowenien, im Kurort "Rogaska" liegt der Sulfat Anionen Gehalt bei ca. 1,5 g/Liter und in Tschechien, im Kurort "Karlovy Vary" sogar bei ca. 1,629 g/Liter!

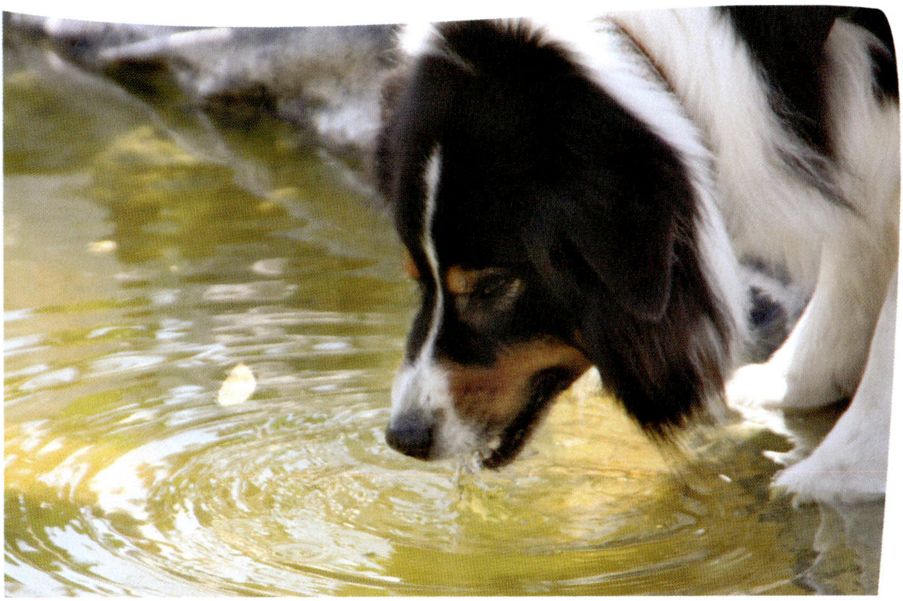

Das Heilwasser mit dem höchsten Sulfat Anionen Gehalt stammt aus Deutschland mit 2107 Mg./Liter aus der Heilquelle der Stadt Bad

Königshofen. Generell kann man sagen, je höher der Sulfat Anionen Gehalt, desto stärker ist die heilende Wirkung des Wassers. Dieses Kriterium ist allerdings nicht alleinig ausreichend. Für die Wahl des richtigen Heilwassers sollten noch weitere Faktoren, wie z.B.: die Zusammensetzung des Wassers, persönliches Krankheitsbild, usw. berücksichtigt werden. Welches Heilwasser individuell am besten passt, muss jeder für sich selbst ausprobieren.

Kapitel 3

Natürlich Säure!

Wer wirklich sein Leben verlängern und dessen Qualität verbessern möchte, sollte sein negatives Verhältnis zu Säuren (wenn vorhanden) radikal überdenken. Es ist zurzeit überall zu hören und zu lesen, dass die Übersäuerung des Körpers ein Hauptproblem für dessen Gesundheit darstellt. Es ist auch nicht zu bestreiten, dass manche Säuren für den menschlichen Organismus schädlich sind, dies gilt im Besonderen für die Harnsäure. Die Gefahr allerdings, die von Basen für die Gesundheit des Körpers ausgeht, ist in Wirklichkeit unvergleichbar größer. Fast alle Schlacken im Körper sind basisch!
Haben Sie irgendwann einmal überlegt, warum unsere Haut einen Säureschutz (PH Wert – 5.4) gegen Infektionen und keinen „Basen-Schutz" gegen sie hat?
Ist Ihnen bewusst, dass alle natürlichen Vitamine ausnahmslos Säuren sind und keine Basen?
Wissen Sie, dass in jeder unserer Zellen ein saures Milieu herrscht?
In einem basischen Milieu vermehren sich Bakterien gern, in einem sauren sterben sie!
Dies ist wissenschaftlich bewiesen.
Auch bewiesen ist, dass Säuren unser Blut verdünnen und Basen es verdicken.
Es ist kein Zufall, dass Ärzte älteren Menschen ab fünfzig Jahren zur Blutverdünnung und zur Verbesserung der Durchblutung Acetylsalicylsäure (normaleweise abgekürzt - „ASS100") empfehlen!

Seit uralter Zeit wird in der tibetanischen Volksmedizin der Magen als Hauptorgan im menschlichen Organismus angesehen – nicht das Herz, nicht der Kopf sondern der „Magen".

Als Hauptbedingung für ein gesundes und langes Leben wird empfohlen, im Magen für eine ausreichende Produktion einer aktiven Magensäure zu sorgen.

Um das Leben zu verlängern, brennen chinesische Heiler jeden Monat bei Vollmond und den folgenden zwei bis sieben Tagen den Akupunkturpunkt Ma36 (Zsusanli - Magenmeridian) auf beiden Beinen mit speziellen Moxa-Zigarren. Dies dient dem selben Zweck. (Siehe außerdem weitere Informationen in Anhang 1)
In manchen Regionen Chinas ist die Lebenserwartung vergleichsweise höher als in anderen Gebieten des Landes. In diesen Regionen pflegen die Menschen die alte Tradition, alle vier Stunden zur gleichen Zeit zu essen, mit der Absicht, dass der Magen auf diese Weise reflektorisch mehr Magensäure produziert.

Es gibt die weit verbreitete Meinung, dass eine Überproduktion der Magensäure die Ursache von Sodbrennen sei. Die Wirklichkeit sieht anders aus! Der Magen eines jungen Menschen produziert das Maximum an Magensäure, was mit zunehmendem Alter immer weniger wird. Sodbrennen wird durch die Galle verursacht. Bei krankhaft geöffneten Magenklappen (das kann z.B. durch ständige Nervösität oder die Einnahme von Antibiotika entstehen), fließt der Gallensaft von hinten durch die geöffneten Magenklappen (Ein- und Ausgangsklappe) direkt in die Speiseröhre.

In vielen verschiedenen Ländern versucht man die Arbeit des Magens zu aktivieren und dadurch die Gesundheit zu verbessern. Man bedient sich hierfür säurehaltiger, vergorener (fermentierter) Lebensmittel.

Dieselbe Tendenz kann man in letzter Zeit auch bei einigen Naturheilmittelprodukten in Deutschland beobachten (siehe „Vita biosa", „Rechtsregulat", „Lacticol",...).

Der weltbekannte Naturarzt aus Amerika Dr. D.C. Jarvis hat behauptet, dass es nachweislich für eine stabile und gute Gesundheit notwendig ist, den menschlichen Organismus zu säuern. Mit anderen Worten empfiehlt er, dem Körper regelmäßig natürliche Säuren zuzufügen. Dies sorgt für eine Verjüngung des Körpers, es entgiftet, befreit den Körper von pathologischer Darmflora, schützt vor schweren Erkrankungen und vielem mehr.
Laut Dr. D.C.Jarvis ist sehr wichtig, täglich zwei Gläser zimmertemperiertes Wasser mit je einem Teelöffel Honig und zwei Teelöffeln Apfelessig zu trinken. Ein Glas morgens, das andere abends.
Sollte man mehr davon vertragen und das Bedürfnis verspüren, mehr davon trinken zu wollen, so sollte man dies tun. Dann wird es Ihrem Körper auch gut tun und ihm dienen.
Die in Amerika sehr bekannte 86-jährige Geesundheitsberaterin Patricia Braeg verrät folgende Weisheit: Sie bürstet ihren Körper jeden Tag , fastet wöchentlich, trinkt 8 Gläser Wasser pro Tag, 3 davon gemischt mit Apfelessig. Nach dem Duschen reibt sie ihren Körper mit Apfelessig ein und massiert sich dann mit einem harten Handtuch trocken.

Auch im deutschen Raum kommen in letzter Zeit einige Fachleute zu der Meinung, dass Säuren wichtig für die menschliche Gesundheit sind. (Ich empfehle Ihnen zu diesem Thema das Buch „Die Säure des Lebens“, erschienen 2013 im TAS-Verlag , London zu lesen. Uwe Karstädt im Interview mit Michel Vogt).

Im alten Russland ist es eine Tradition, viel Säure in Form von eingelegtem Gemüse oder Getränken wie „Kiesel“ oder „Kwas“ (Brottrunk, Getränk aus Moosbeeren und so weiter…) zu sich zu nehmen (siehe zum Beispiel in Band 2 die Rezepte 9.6., 9.7., 9.8. und Rezept von Kisel in Anhang 4).
Einer meiner Lehrer, Herr Dr. B. W. Bolotow aus der Ukraine, empfiehlt zu demselben Zweck, 1-2 %ige Salzsäurelösung durch einen

Strohhalm zu sich zu nehmen.
Er rät, 2 Teelöffel der 1-2 %igen Salzsäurelösung mit einem Glas Wasser oder einem anderen beliebigen Getränk zu mischen.
Wer dies selbst vorbereiten möchte, muss unbedingt auf eine säurefeste Brille, sowie auf säurefeste Handschuhe achten!
Herr Dr. B.W. Bolotow empfiehlt, drei solcher Gläser pro Tag zu trinken. Dies bitte immer direkt vor dem Essen.

Seit mehr als 40 Jahren trinkt der 85jährige Herr Dr. B. W. Bolotow diese spezielle 1-2%ige Säure-Mischung, welche man zum Teil aus hochkonzentrierten Säuren zubereitet!
Ich trinke den „Bolotow Balsam" übrigens auch seit ca. 10 Jahren.
Nähere Informationen zu dem Rezept dieser Mischung, dem so genannten „Bolotow Balsam" oder „Bolotow Zarr Wodka" möchte ich aus Sicherheitsgründen in diesem Buch nicht preisgeben.

Neugierige können nähere Informationen dazu in meiner Naturheilpraxis bekommen. Hier werden ihnen auch die nötigen Sicherheitsmaßnahmen bei der Herstellung des Rezeptes erläutert. Ohne die Risiken bei der Vorbereitung des „Bolotow Balsam" oder des „Bolotow Zarr Wodka" eingehen zu müssen, können Sie die vorteilhafte Wirkung von Säuren auch mit speziellen Nahrungsergänzungsmitteln erleben. Um den oben beschriebenen positiven Effekt zu erzielen, kann ich ihnen eine Mischung aus Salzsäure, Pepsinen und anderen Verdauungsenzymen empfehlen. Es gibt sie als Tabletten oder Kapseln, zum Beispiel „Betain HCL", nehmen Sie 1-3 Tabletten pro Tag zum Essen.

Einer der Nachfolger von Herr B. Bolotow, Dr. med. D. Naumow schlägt eine einfache Methode vor, wie man die Blockade im Magen löst, damit er wieder genug Magensäure produzieren kann: Man hackt frischen Weißkohl klein (eine Tasse voll). Diese Menge wickelt man anschließend in zwei Lagen Mullstoff und presst es aus. Hier wird nicht der Saft, sondern der Trester benötigt. Diesen Trester sollte man

immer frisch zubereitet essen: 1-2 Esslöffel 1 Stunde vor dem Essen, dreimal am Tag, 2-3 Wochen lang.
Wie schon erwähnt, gibt es in Russland seit ewigen Zeiten große Erfahrungen zu dem Thema, wie man mit Hilfe von gesäuerten Lebensmitteln gesund werden und bleiben kann.
Im Anhang finden Sie hierzu einige russische Rezepte. Sie können daraus lernen, wie man in Russland Sauerkraut macht und Gurken einlegt. Versuchen Sie diese „nützlichen" Lebensmittel nachzumachen und probieren Sie sie aus. Sie werden bestimmt nicht enttäuscht sein (Siehe hierzu Anhang 2 zu dem Buch).

Kapitel 4

Ausgewählte Reinigungsmethoden aus Russland

Ein russisches Sprichwort sagt „Dort wo man geboren wurde, findet man Wasser zum Trinken."

Ich bin immer wieder von den Weisheiten der alten und modernen russischen Volksmedizin begeistert und das nicht nur, weil ich in der Ukraine (Alt-Russland) geboren bin und lange Zeit in Russland lebte. Ich habe in vielen Ländern Europas und Asiens gearbeitet und überall haben sich die Naturheilverfahren Russlands als sehr wirksam erwiesen. In der echten russischen Volksmedizin, ich meine bei ernstzunehmenden russischen Heilern, gibt es nur ein wichtiges Kriterium: es zählt hier einzig und allein die Erfolgsquote.

Es zählen weder angenehme Klänge, Düfte, Farben, noch der Geschmack.

In diesem Kapitel geht es um die Lebensverlängerung und die Verbesserung der Lebensqualität durch Körperreinigungsverfahren.

Diese Verfahren sind wertvoller als Gold!

Warum?

Weil sie nachweislich in der Lage sind, Ihr Leben drastisch zu verlängern und Ihre Lebensqualität deutlich zu verbessern. Über den Besitz von wirklichem Gold kann dies nicht behauptet werden, das Gegenteil ist hier eher der Fall.

Es ist keine Neuigkeit, wenn ich Ihnen sage, dass unser Organismus immer stärker unter der Umweltverschmutzung leidet.

Vielen Menschen ist das bewusst, aber sehr wenige versuchen, etwas dagegen zu tun. Wenn überhaupt, dann meist erst, wenn ihre Gesundheit kurz vor dem Zusammenbruch steht und es oftmals

schon zu spät zum Handeln ist.
Man muss einfach begreifen, dass man auf diese Weise nicht weiterleben kann. Viele fremde Giftstoffe gelangen von allen Seiten in unseren Körper. Doch von alleine finden viele von ihnen leider nicht mehr den Weg aus unserem Körper hinaus. Ein Teil der Gifte wird von unserem Körper als solche erkannt, doch ohne spezielle Hilfe kann der Körper sie nicht wieder ausscheiden. Dazu gehören Schwermetalle, chemische und radioaktive Stoffe, Impfstoffe, Antibiotika und viele mehr.

Einen anderen Teil der Gifte kann der Körper nicht ausscheiden, da er diese entweder nicht als Gifte erkennt (Aspartam, Konservierungsstoffe, Glutamat, Lebensmittelprodukte der Gen-Technik, künstliche Aromastoffe, Elektrosmog, usw.) oder er dafür keine Kräfte mehr aufbringen kann. Jeder wird mir bestätigen, dass ein Auto mit verunreinigtem Spritfilter oder Auspuff seine Funktionen nicht mehr korrekt erfüllen kann. Bei unserem Körper ist es nichts anderes, auch er bricht zusammen, wenn unsere Ausscheidungs- und Blutreinigungsorgane wie der Darm, die Nieren, die Leber und die Haut verschmutzt sind und somit den Körper nicht richtig schützen und entgiften können.

Seit Jahrhunderten haben die Menschen in Russland gelernt zu überleben und dabei eine gute Lebensqualität zu erhalten. Das alles unter sehr komplizierten Lebensbedingungen und ohne an die medizinische oder die soziale Versorgung der Städte angeschlossen zu sein, alleine mit der Hilfe aus der Natur. Für die nicht Wohlhabenden aus der Bevölkerung war dies auch nicht anders möglich.
Helfen Sie sich, eine gute körperliche Gesundheit zu erreichen und diese auf gutem Niveau zu stabilisieren.
Diese Naturheilverfahren sind heutzutage mehr als aktuell und wie die Erfahrung zeigt ebenso effektiv.

Ich beginne jetzt damit, über einige hervorragende und bewährte Rezepte der Körperreinigung zu berichten. Sie finden immer wieder Verwendung in meiner täglichen Praxis. Ihre Wirkung richtet sich gezielt auf die Genesung und Gesunderhaltung des ganzen Körpers und nicht nur speziell auf ein erkranktes Organ. Sie ermöglichen eine harmonische, langfristige, ganzheitliche kraftvolle Existenz unseres Organismus.

Folgende und alle anderen Reinigungsmethoden sind nicht für Schwangere und stark geschwächte Menschen geeignet.
Ich fange mit der Erklärung der Reinigung des gesamten Verdauungstraktes an.

4.1.
Reinigung des gesamten Verdauungstraktes

Man mischt 50-80ml (je nach Körpergröße) guten Cognacs mit 50-80ml Rizinusöl (1:1) und schüttelt dies in einem geschlossenen Gefäß so lange gut durch (3-5 Minuten), bis man eine gleichmäßige Emulsion erhält. Diese muss man sofort auf einmal nüchtern vor dem Frühstück trinken. Dies macht man einmal pro Woche, drei bis neun mal pro Kur.

Diese Reinigungsmethode befreit den Verdauungstrakt nicht nur von Schmutz, sondern auch von Magen- und Darmparasiten. Man darf diese Methode nur anwenden, wenn man keine Magen- oder Darmgeschwüre und keine akuten Entzündungen hat. Es kann sonst zu starken Schmerzen oder Bauchkrämpfen kommen. In diesem Fall sollte man unbegrenzt Pfefferminz- oder Kamillenblütentee trinken. Während der Schwangerschaft und Stillzeit darf diese Methode auch nicht angewandt werden. Außerdem ist sie für Menschen mit akuter Herz-Kreislauf-Schwäche ungeeignet.

4.2.
Magenreinigung

Der Magen stellt gemäß der alten tibetischen und chinesischen Volksmedizin das wichtigste Körperorgan dar. Auch in der russischen Volksmedizin spielt der Magen eine wichtige Rolle für die Gesundheit des Körpers. Folgende Methode wird in Russland zur Magenreinigung empfohlen:

Laut der Erfahrung der russischen Volksmedizin wendet man dieses Verfahren am besten am Abend an und zwar drei Stunden nach dem Abendessen. Dazu löst man einen Esslöffel Salz (kein Himalaya-Salz!), oder Soda (NaHCO3 – Backpulver) in einem Liter warmem Wasser auf. Man trinkt nun 0,5 Liter dieser Lösung und bleibt danach mit geradem Rücken fünf Minuten lang stehen. Anschließend ruft man mit Hilfe des Fingers einen Brechreiz hervor. Danach trinkt man die zweite Hälfte der Lösung und verfährt auf gleiche Weise. Sollte nach dem zweiten Erbrechen das Erbrochene immer noch trüb aussehen, muss man die Prozedur nochmals mit einem halben Liter dieser Lösung wiederholen.

4.3.
Reinigung des Dickdarms

In der letzten Zeit verbreitet sich vor allem in den europäischen Ländern immer mehr die Methode der Colon-Hydrotherapie zur Reinigung des Dickdarms. Bevor ich die nächste Methode zur Reinigung des Dickdarmes mit speziellen Einläufen erkläre, möchte ich Folgendes sagen: In Amerika und auch in Japan ist der japanische Arzt und Gastro-Enterologe Dr. Hiromi Shinya sehr bekannt (ich habe schon in Band 1 - Kapitel 3 kurz von ihm gesprochen). Er ist momentan 73 Jahre alt und führt seine Privatpraxis in New York und in Tokio. Er pendelt immer wieder hin und her, ohne dabei müde zu werden. Trotz seines Alters ist er vollkommen fit, kräftig und sieht jung und frisch aus. Während seiner mehr als 50-jährigen Tätigkeit untersuchte er den Darm von mehr als 350.000 Menschen mittels Darmspiegelungen. Er selbst reinigt seinen Dickdarm mit speziellen Kaffeeeinläufen, angereichert mit Enzymen und Darmflorabakterien. Er lehnt die Reinigung der Colon-Hydrotherapie ab und empfindet diese sogar als schädlich, weil zu starker Wasserdruck dieser Geräte oft dazu führt, dass es zu Rissen in den Darmwänden kommt und die Darmflora nach solch einer Reinigung zum größten Teil ausgeschwemmt wird. Ich kann dies nur bestätigen. In meine Praxis kommen oft Leute mit Dysbakteriose nach Anwendung solcher Reinigungen. Seinen eigenen exzellenten Gesundheitszustand erklärt sich Dr. Hiromi Shinya zum einen durch seine gesunde Ernährung (zur Erinnerung, er isst zu 85% vegetarisch), zum anderen durch seine speziellen Kaffeeeinläufe, welche er seit Jahren täglich anwendet!

Im 19. Jahrhundert behauptete der russische Naturarzt Pavel Kurenov Ähnliches aufgrund seiner mehrjährigen Erfahrung. Er sagte, die Lebenserwartung und Lebensqualität sei insbesondere vom Zustand des Dickdarms abhängig. In seiner Praxis hatte er Kranken oftmals Dickdarmreinigungen mit Einläufen empfohlen. Ich stimme beiden hundertprozentig zu. Daher hören Sie nun meine Empfehlung zu diesem Thema.

Genau wie Dr. Hiromi Shinya empfehle auch ich meinen Patienten als Grundlage für eine Dickdarmreinigung Kaffeeeinläufe, welche 1920 von Dr. Max Gerson erfunden wurden. Er behandelte unter anderem auch krebskranke Menschen mit seinen Kaffeeeinläufen. Wie auch Dr. Hiromi Shinya die Erfahrung machte, entwickelt der Körper bei häufiger Anwendung der Kaffeeeinläufe keine Gewöhnung. Er selbst macht seit Jahren zwei Einläufe pro Tag. Zudem sind Kaffeeeinläufe die einzigen, die nicht nur den Dickdarm gründlich reinigen, sondern zum Teil sogar auch die Leber!

Wie gesagt, er ergänzt seine Einläufe mit einer vergorenen Heilkräutermischung, welche reich an Enzymen und Darmflorabakterien ist.

Etwas Ähnliches schlage ich auch vor:

Für einen Einlauf benötigt man drei Esslöffel Kaffee (grobgemahlener, besser aus rohen Bohnen), kocht diesen drei Minuten lang mit einem Liter Wasser und lässt ihn anschließend noch zwanzig Minuten köcheln bevor man ihn filtert. Dann lässt man den Kaffee auf Körpertemperatur abkühlen, bevor man ihn mit dem Heilkräutertee (siehe nachfolgende Beschreibung) und zwei Esslöffeln Lacticol (Enzyme und Darmflora Bakterien) ergänzt.

Kommen wir nun zur Zusammensetzung der Teemischung:

Schafgarbenkraut	20%
Dillspitze	20%
Kamillenblüten	20%
Salbeiblätter	20%
Ringelblumenblüten	20%

Zubereitung:

Drei Esslöffel der Mischung werden mit 300ml kochendem Wasser übergossen und ½ Stunde ziehen gelassen. Anschließend den Tee filtern und auf Körpertemperatur abkühlen lassen. Dann mit dem vorbereiteten Kaffee mischen. Dieser Tee desinfiziert den Darm, wirkt gegen Blähungen, heilt den Darm von Entzündungen sowie Rissen und trägt zur Darmregeneration bei.
Wie, wann und wie häufig sollte man diese Einläufe am besten machen?

Die beste Zeit für eine Darmreinigung ist morgens zwischen 5 und 7 Uhr, wenn der Dickdarm am aktivsten ist. Als Reinigungskur wird empfohlen, Einläufe einen Monat lang täglich oder jeden zweiten Tag durchzuführen. Danach macht man 10-14 Tage Pause und beginnt die nächste Kur. Auf diese Weise wiederholt man diesen Vorgang drei- bis viermal. Einläufe kann man wie gesagt auch ständig, das heißt ein Leben lang durchführen, 1-3 mal pro Woche und häufiger. Der Körper entwickelt keine Gewöhnung an diese Einläufe. Daher kann man solche Einläufe auch über längere Zeit anwenden. Für die Durchführung der soeben beschriebenen Einläufe sind am besten ein Irrigator oder die Klyso-Pumpe der Firma „Russka“ geeignet. Beide sind in jeder Apotheke erhältlich. Wenn man die Kaffeemischung mit Hilfe dieser Geräte in den Dickdarm pumpt, sollte man danach am besten für 60-90 Sekunden die „Kerze“ machen und anschließend für 5-15 Minuten, sofern man dies schafft, auf der rechten Körperseite liegen, damit der ganze Dickdarm mit dieser Flüssigkeit gefüllt wird. Um den Enddarm nicht zu verletzen, sollte das Schlauchende, welches in den After eingeführt wird, gut mit Sonnenblumenöl eingerieben werden. Falls nicht die komplette Menge der Kaffeemischung auf einmal in den Darm gelangt, kann man sie in Raten einpumpen. Verzweifeln Sie nicht – je sauberer Ihr Dickdarm wird, desto mehr Flüssigkeit kann hineingepumpt werden und länger im Darm gehalten werden.

4.4
Leberreinigung

Bereits im Mittelalter warnte der bekannte asiatische Heiler Avicenna: *„Du musst wissen, wenn du bei der Leberheilung Fehler machst, so werden sich diese Fehler in die Gefäße und weiter über den ganzen Körper verbreiten.“*
Die Leber spielt die wichtigste Rolle in der Regulation der Blutzusammensetzung und übernimmt die wichtigste Rolle der biochemischen Prozesse im Organismus. Die Leber ist ein natürlicher Filter. Durch die Pfortader gelangt das Blut mit seinen Nährstoffen aus dem Darm in die Leber. Schädliche Stoffe werden in der Leber aus dem Blut entfernt und die anderen Stoffe zurück ins Blut abgegeben. Wenn der Darm eines Menschen nicht in Ordnung ist oder man sich

nicht richtig ernährt, muss unbedingt nach einer Darmreinigung ebenfalls eine gründliche Leberreinigung folgen, denn sonst kann die Leber ihre Funktionen, nämlich den Stoffwechsel, nicht richtig erfüllen. Die klassische russische Leberreinigung mit Olivenöl und Zitronensaft und auch die Leberreinigungsmethode von Dr. H. Clark sind oftmals für europäische Leute zu anstrengend. Nicht selten führt sie zu Brechreiz und manchmal auch zu schweren Kreislaufproblemen. Aus diesem Grund möchte ich hier zunächst über sechs unbekannte und für Europäer eher sanftere Methoden sprechen, welche nicht weniger effektiv sind.
Man braucht für sie allerdings bedeutend länger Zeit.

4.4.1.
Uralte, aber sehr gute Leberreinigungsmethode

Man benötigt 10kg schwarzen Rettich. Diesen gründlich waschen, schälen, im Fleischwolf zerkleinern und davon den Saft auspressen. Normalerweise erhält man davon eine Saftmenge von ca. 3 Litern. Der Saft muss im Kühlschrank aufbewahrt werden. Weiterhin benötigt man 300g Honig, welchen man mit dem Trester des Rettichs vermischt. Zum Gären bewahrt man diese Mischung an einem dunklen Platz auf. Legen Sie etwas Schweres zum Beschweren oben auf.
Nach jedem Essen nimmt man einen Esslöffel des Saftes ein. Wenn man dabei nichts Unangenehmes spürt, kann man die Dosierung auch erhöhen, erst auf 2 Esslöffel eine Stunde nach dem Essen und später 4-5 Esslöffel nach jedem Essen. Nachdem der Saft aufgebraucht ist, beginnt man die Trester-Honig-Mischung einzunehmen. Man nimmt 1-3 Esslöffel davon zu jedem Essen. Diese vergorene Mischung ist nicht nur für die Leberreinigung nützlich, sondern auch allgemein zur Stärkung des ganzen Organismus, insbesondere für das Lungengewebe und das Herz-Kreislauf-System.

4.4.2.
Leberreinigung mit Kräutern

Die Leberreinigung mit Kräutern gehört zu den sanftesten Methoden, allerdings dauert diese viel länger als andere. Eine Kur dauert drei Wochen und wird nach einer einwöchigen Pause nochmals wiederholt.
Man muss sich für diese Reinigungsmethode folgende Zutaten besorgen und im Mengenverhältnis zu gleichen Teilen miteinander mischen:

Maisgrifel
Vogelknöterichkraut
Ringelblumenblüten

Man überbrüht einen Esslöffel dieser Mischung mit zwei Gläsern kochendem Wasser, lässt es zwei Minuten lang kochen und anschließend vierzig Minuten ziehen. Filtern Sie die Mischung und trinken Sie davon ein bis zwei Stunden nach jedem Essen ½ Glas.

4.4.3.
Natürliche fertig hergestellte Mittel zur Leberreinigung

Um die Leber zu reinigen sowie zu regenerieren gibt es auch fertige Mittel auf natürlicher Basis.

„Blulied 1“:
Dieses pflanzliche Mittel reinigt auch die Leber- und die Gallenwege von Parasiten. 3x eine Kapsel pro Tag vor dem Essen.

Gleichzeitig empfehle ich für ein besseres bzw. zuverlässigeres Ergebnis:

„LB-Wert“:
Hierbei handelt es sich um pflanzliche Kapseln, welche man dreimal täglich vor dem Essen einnehmen sollte.

Hinzu kommt noch das folgende Mittel:

„Fitrabbit BIO Rüben Herz“:
Mit vergorenem Rote-Beete-Saft als Hauptwirkstoff und Heilkräuter. Man nimmt davon 1-2 Mal pro Tag vor dem Essen je 50 ml.

Eine Kur dauert einen Monat, die nach einer jeweils zehntägigen Pause insgesamt drei mal wiederholt wird.

4.4.4.
Sanfte Methode der Leberreinigung mit Rotebeete und Sonnenblumenöl

Dafür nimmt man 50 ml frisch gepressten Rote-Beete-Saft und 50 ml kalt gepresstes, unraffiniertes Sonnenblumenöl. Beide Teile in ein Gefäß gießen, das Gefäß schließen und für vier bis fünf Minuten kräftig schütteln. Schütteln Sie so lange, bis eine gleichmäßige Emulsion entsteht, danach sofort auf nüchternen Magen auf einmal trinken. Nehmen Sie diesen Cocktail zehn Tage wie beschrieben zu sich, danach legen Sie eine Pause von drei Tagen ein. Diese sanfte Methode der Leberreinigung dauert normaleweise drei bis sechs Monate.

Nun folgen zwei weitere, tiefere Reinigungsmethoden der Leber. Eine davon ist in Russland seit dem 9. Jahrhundert bekannt. Es handelt sich um die bereits im Vorfeld erwähnte Zitronen-Olivenöl Variante. Die zweite Methode ist in der westlichen Welt durch die Bücher von Frau Dr. H. Clark bekannt, obwohl ich diese Methode schon viel früher in russischen Büchern gefunden habe.

4.4.5.
Sanfte Methode der Leberreinigung mit Rosinen

Für diese Leberreinigung soll man nur braune, nicht durchsichtige Rosinen nehmen. 1 Monat vor dieser Leber Reinigung soll man mehr Gemüse und frisches Obst essen. Man nimmt ein 1/2 Glas (ca. 250 ml) Rosinen und spült diese mit Wasser sorgfältig ab. Anschließend gibt man die Rosinen in ein Gefäß (ca. 250 ml), überbrüht sie mit warmem Wasser und lässt sie 24 Stunden ziehen. Am Morgen der Reinigung trinkt man dieses Wasser, isst anschließend die Rosinen und legt sich danach mit einer Wärmflasche auf der Leber (recher Oberbauch) für ca. 1,5 - 2 Stunden hin. Währenddessen darf man folgendes nicht essen: Fastfood, Pilze, Konserven, geräucherte Lebensmittel und man darf keinen Alkohol trinken. Empfehlenswert sind verschiedene gelbfarbige Lebensmittel, wie z.B.: getrocknete Aprikosen, Zitrone, Hirse, Frischkäse, Nüsse, Sonnenblumenöl (unraffiniert und kaltgepresst). Diese Reinigung wiederholt man täglich und dauert eine Woche. Man kann sie maximal zweimal pro Jahr durchführen, empfohlen sind dafür Frühling und/oder Herbst. Diese Leberreinigung eignet sich nicht für Menschen mit Magen- und Darmgeschwüren, Gallensteine, Diabetes, Tuberkulose und Herzmuskelschwäche.

4.4.6.
Sanfte Leber Reinigung mit Meerrettich, Honig und Zitronen

Man zerkleinert 0,5 kg Meerrettich-Wurzeln gründlich (z.B. mit dem Fleischwolf), gibt sie in ein Gefäß und übergießt sie mit 1,5l zimmertemperiertem Wasser. So lässt man es 7 Tage ziehen und siebt es anschließend ab. Anschließend fügt man 0,5 kg Honig und den Saft aus 3 ungeschälten Bio-Zitronen hinzu, vermischt es und lässt es zusätzlich 7 Tagen ziehen. Man nimmt 3 x täglich davon einen Esslöffel 30 Minuten vor dem Essen ein. Diese Reinigung befreit nicht nur die Leber und die Galle, sondern auch die Nieren von Steinen und Grieß.

4.4.7.
Tiefe Leberreinigung nach der russischen Volksmedizin

Benötigt werden:
0,2 Liter Olivenöl und 0,2 Liter frisch gepresster Zitronensaft

Am Tag der Reinigungsprozedur verfährt man folgendermaßen:
Morgens macht man ein Klistier, am besten mit Eigenurin. Dieses dient der Darmentleerung.

Frühstück und Mittagessen sollten nur aus Obst und Gemüse bestehen.

Nach dem Mittagessen wird die Leber bis ca. 18:00/19:00 Uhr mit einer Wärmflasche gewärmt (wer es nicht weiß, die Leber liegt im rechten Bereich des Oberbauches).

Zwischen 19:00 Uhr und 20:00 Uhr:
Olivenöl und Zitronensaft getrennt voneinander auf 30-36° Celsius erwärmen.
Nacheinander je zwei Schluck Olivenöl, dann zwei Schluck Zitronensaft trinken. Dann fünfzehn bis zwanzig Minuten Pause. Ist bis dahin keine Übelkeit aufgetreten, nehmen Sie erneut je zwei Schluck Olivenöl, dann zwei Schluck Zitronensaft zu sich. Legen Sie erneut eine fünfzehn- bis zwanzigminütige Pause ein. Fahren Sie so lange in diesem Rhythmus fort, bis Olivenöl und Zitronensaft verbraucht sind.
Anschließend entspannen Sie sich. Wenn Sie möchten, legen Sie eine Wärmflasche auf die Leber, dies ist aber nicht unbedingt erforderlich.
Sollten Sie nach dieser Prozedur in der Nacht und in den frühen Morgenstunden Durchfall bekommen, ist das gut. Wenn bis morgens allerdings kein Stuhlgang aufgetreten ist, erneut ein oder ggf. auch

mehrere Klistier(e) anwenden, bis Stuhlgang eintritt! (für einen Einlauf nehmen Sie z.B.: ein Liter körpertemperiertes, abgekochtes Wasser gemischt mit 3 EL frisch gepresstem Zitronensaft.)

4.4.8.
Tiefe Leberreinigung nach der Methode von Dr. Clark

Vorbereitung:
Bereiten Sie einen Cocktail aus 125 ml Olivenöl und 175-190 ml frisch gepresstem Grapefruitsaft (rosa Fruchtfleisch) lauwarm zu.
Stellen Sie eine zweite Mischung aus vier gestrichenen Esslöffeln Bittersalz (nicht Glaubersalz!) und 800 ml lauwarmem Wasser her.

Am Tag der Reinigung:
Nehmen Sie ein Vollbad, danach wärmen Sie die Leber mit einer Wärmflasche. Mittags nehmen Sie eine leichte Mahlzeit ein, danach fasten Sie.
18:00 Uhr: 200 ml Bittersalzlösung trinken
20:00 Uhr: 200 ml Bittersalzlösung trinken
22:00 Uhr: Cocktail aus Olivenöl und Grapefruitsaft trinken

Schlafen Sie in Rückenlage mit der Wärmflasche auf der Leber.

Am Tag nach der Reinigung:
06:00 Uhr: 200 ml Bittersalzlösung trinken
08:00 Uhr: 200 ml Bittersalzlösung trinken
Nehmen Sie mittags wieder eine leichte Mahlzeit ein.

Effekt:
Reinigung der Leber. Gase gehen ab. Starke Reinigung von Dünndarm und Dickdarm.

4.5.
Nierenreinigung

Wovon soll man die Nieren reinigen?
Es gibt viele verschiedene Gifte und Schlacken, welche in den Nieren abgelagert werden können. Diese können sich aufgrund von Medikamenteneinnahme, falscher Lebensführung, Betriebsgiften, Ernährung mit Lebensmitteln, welche Konservierungsstoffe, künstliche Aromen, Aspartam, Glutamate, etc. enthalten, angesammelt haben. Es kann insbesondere zu Nierengrieß oder Nierensteinen kommen. Möglicherweise können auch Infiltrate aus Lymphozyten, Plasmazellen, Histiozyten vorhanden sein, welche nach Entzündungen oder Infektionen entstehen. Auch bei einer allergischen Genese können Infiltrate aus eosinophylen Granulozyten in den Nierentubuli und in angrenzendem Nierengewebe entstehen.
All dies erschwert nicht nur die Nierenfunktion, sondern kann auch zu krankhaften Veränderungen des Nierengewebes führen, bis hin zum akuten und chronischen Nierenversagen, was lebensgefährlich sein kann.

4.5.1.
Uralte Nierenreinigung mit Heilkräutern

Man überbrüht einen Esslöffel Vogelknöterichkraut mit einem Glas (250-300 ml) Wasser und stellt dies für eine halbe Stunde im geschlossenen Topf ins Wasserbad.
Man legt das Kraut in einen Topf, überbrüht es mit einem Glas kochendem Wasser und schließt den Topf mit dem Topfdeckel. Dann nimmt man einen größeren Topf, welchen man bis ca. zur Hälfte mit Wasser auffüllt. Den kleineren Topf stellt man nun in den größeren Topf und lässt das Wasser eine halbe Stunde lang aufkochen. Anschließend den Tee filtern und lauwarm in drei Teile geteilt dreimal am Tag je eine Stunde vor dem Essen trinken. Alternativ kann man den Tee auch eine Stunde lang in der Thermoskanne ziehen lassen.

Vogelknöterich löst alle Arten von Nierensteinen (Phosphaten, Oxalaten, Uraten und Gemische daraus). Vogelknöterich löst zwar Steine auf (er kann auch Kalk in Gelenken oder in der Wirbelsäule auflösen), hat jedoch eine schwache diuretische Wirkung. Man muss unbedingt helfen, den Nierengrieß aus dem Körper zu leiten, zum Beispiel mit folgendem Heilkräutertee (Kräuter zu bestellen in der Apotheke):

Preiselbeerenblätter – 15%
Hirtentäschelkraut – 10%
Goldrutenkraut – 15%
Maisgriffel – 10%
Bärentraubenblätter – 10%
Petersiliensamen – 15%
Lindenblüten – 10%
Kornblumen – 10%
Johanniskraut – 5%

Zubereitung:
1,5 EL Kräutermischung mit 0,5 Liter kochendem Wasser überbrühen, 30 Minuten in der Wärme, z.B. in der Thermoskanne, ziehen lassen, abseihen und über den Tag verteilt schluckweise trinken.
Diese Nierenreinigung kann bis zu einem halben Jahr dauern. Man sollte beachten, dass man nach jedem Monat eine einwöchige Pause einlegt.

4.5.2.
Nierenreinigung mit Glyzerin nach dem russischen Naturarzt Herrn Dr. S. Salmanov

(Arzt von W. Lenins Frau – der Begründer der Kapillartherapie)
Man trinkt ca. eine halbe Stunde vor dem Essen gereinigtes Glyzerin (aus der Apotheke); 3x täglich je zwei Teelöffel mit 100 ml Wasser

gemischt. Dr. Salmanov empfiehlt diese Reinigung drei Tage pro Monat durchzuführen.

4.5.3.
Nierenreinigung nach der bekannten russischen Heilerin A. Tartak

A. Tartak empfiehlt, die Nieren alle zwei Jahre zu reinigen. Dies ist eine Reinigungsmethode aus ihrer Schatzsammlung:

Man lässt zwei Teelöffel Leinsamen mit 0,5 Liter Wasser 15 Minuten lang auf kleiner Flamme kochen und anschließend 30 Minuten ziehen. 4-5 mal pro Tag trinkt man davon (ungefiltert) ein halbes Glas. Eine Reinigungskur dauert 2-3 Wochen.

4.5.4.
Eine weitere Nierenreinigung nach Frau A. Tartak

Jeden zweiten Tag machen Sie einen Einlauf. Man nimmt dafür einen Liter abgekochtes und auf bis 40°C abgekühltes Wasser. In diesem Wasser lösen Sie bitte 2 TL Natriumhydrogencarbonat (Backpulver oder Soda) auf. Man sollte nach Möglichkeiten versuchen, diese Flüssigkeiten im Darm für 10-15 Minuten zu halten.

4.5.5.
Volksrezept mit Leinsamen zur Nierenreinigung

Dieses Rezept findet seine Anwendung, wenn sich in den Nieren nicht nur Schlacken und Grieß, sondern auch Steine befinden.

Man zerkleinert ein Glas Leinsamen im Fleischwolf oder Mixer, überbrüht ihn mit drei Gläsern Milch und kocht diese Mischung auf kleiner Flamme so lange, bis diese Mischung das Volumen von einem Glas erreicht hat. Diese Flüssigkeit soll morgens vor dem Frühstück fünf Tage lang warm getrunken werden. Nach einer zehntägigen Pause wiederholt man diese Kur. Während der Reinigungskur darf man geräucherte, scharfe und salzige Lebensmittel nicht essen.

4.5.6.
Meine Empfehlung, um die Nieren von Schlacken, Grieß und Steinen zu befreien.

Aus meiner Erfahrung verläuft diese Reinigung ohne Nierenkoliken.

Man trinkt einen Monat lang täglich Papayablätter-Tee. Für die Zubereitung des Tees benötigt man zwei Esslöffel Papayablätter, welche mit einem Liter kochendem Wasser überbrüht werden. Nachdem der Tee 30 Minuten lang gezogen hat, gießt man ihn ab und trinkt ihn lauwarm schluckweise über den Tag verteilt.

Gleichzeitig empfehle ich die Einnahme eines pflanzlichen Mittels namens „Nipar 1“ (3x1 Kapsel pro Tag vor dem Essen).

4.5.7.
Nieren Reinigung mit Hanfsamen

Man kann die Nieren auch gründlich mit Hanfsamen reinigen. (Hanfsamen kann man in Deutschland bei vielen Firmen beziehen, z.B. bei der Firma „Hanf Schnitt Nord GmbH“,…).

Man nimmt ein Glas Hanfsamen, zerkleinert diese zum Beispiel in einem Fleischwolf und mischt sie mit drei Gläsern frischer Milch (Vollmilch, nicht pasteurisiert!).
Danach sollte man diese Mischung auf kleiner Flamme kochen, bis Sie auf die Menge von einem Glas reduziert ist. Diese Flüssigkeit filtern Sie bitte. Die komplett übriggebliebene Flüssigkeitsmenge trinken

Sie bitte vor dem Frühstück. Führen Sie dies fünf Tage lang durch. Danach legen Sie eine Pause von hundert Tagen ein. Dann wiederholen Sie die Kur bitte. So verfahren Sie ein Jahr lang. Diese Reinigung befreit nicht nur die Nieren von Schmutz und Steinen, sondern auch die Leber und die Leberwege.

4.6.
Reinigung des Blutes und der Lymphe

Des Weiteren möchte ich Sie, lieber Leser, mit einigen Naturheilmethoden zur Reinigung des Blutes und der Lymphe bekannt machen. Mit diesen Methoden beeinflusst man die Körpersysteme, welche die Funktion haben, Blut und Lymphe zu produzieren. Eigentlich sind diese Methoden darauf ausgerichtet, hauptsächlich lymphatische und blutbildende Organe des Körpers zu reinigen. Zu den folgenden Rezepten zur Reinigung des Blutes und der Lymphe dient ebenfalls das Rezept „Elixier 6.9“ aus Band 2 Kapitel 6. In diesem Fall ändert sich die Einnahme: 3 x 50 ml/Tag, 15-20 Minuten vor dem Essen trinken.

4.6.1.
Empfehlung des ersten russischen Lamas Herrn W. Wostokow

Man mischt 100 ml Brennesselsaft mit 100 ml Apfelsaft einer sauren Apfelsorte (z.B. Granny Smith) und trinkt dies eine halbe Stunde vor dem Frühstück. Diese Heilkur dauert 20 Tage, sie kann nach einer zehntägigen Pause wiederholt werden.

4.6.2.
Tee aus Kastanienblüten

Um die Lymphe zu reinigen trinkt man einen Monat lang einen Tee aus Kastanienblüten.

Täglich drei Esslöffel Kastanienblüten mit 600 ml kochendem Wasser übergießen und über Nacht stehen lassen. Danach filtern und schluckweise über den Tag verteilt trinken.

4.6.3.
Eine der stärksten Reinigungsmethoden für die Lymphe

Diese Reinigungsmethode ist eine der stärksten Methoden zur Reinigung der Lymphe, sie kann auch bei schweren Krankheiten des Lymphsystems effektiv sein.
Während dieser Reinigung trinkt man täglich auf nüchternen Magen 100-150 ml einer Mischung, die aus frisch gepresstem Karottensaft (oder Apfelsaft) und Rote-Beete-Saft im Verhältnis 4:1 besteht. Außerdem trinkt man gleichzeitig Schöllkrauttinktur (Die Dosierung muss streng befolgt werden, da diese Tinktur sonst giftig wirken kann!).

Aus Erfahrung der russischen Volksmedizin kann die Schöllkrauttinktur folgendermaßen angewendet werden:

Morgens sind ca. 30 Minuten vor dem Frühstück ein Tropfen der Tinktur, vor dem Mittagessen zwei Tropfen und vor dem Abendessen drei Tropfen einzunehmen.
Am nächsten Tag vor dem Frühstück vier Tropfen, vor dem Mittagessen fünf Tropfen, ... und so weiter, bis man eine Menge von fünfzehn Tropfen erreicht hat. Danach reduziert man die Menge nach demselben Schema bis hin zur Dosierung von einem Tropfen. Die Kur ist damit abgeschlossen.

Um eine Tinktur aus Schöllkraut zuzubereiten, sammelt man das Kraut am besten im Mai oder Anfang Juni, wenn das Schöllkraut blüht und noch viel Saft hat. Man zerkleinert das Kraut, presst den Saft aus und mischt 450 ml des Schöllkrautsaftes mit 100 ml Wodka (Alkoholgehalt 40%). Die Tinktur ist im Kühlschrank aufzubewahren.

4.6.4.
Reinigungsmethode für die Haut, das Blut und das Lymphsystem

Diese Reinigungsmethode gehört zu den Balneo-Therapien, das heißt, es geht um eine Reinigung mit hyperthermischen Vollbädern mit besonders hoher Wassertemperatur, mit ca.200 Litern Wasser.

Die Wassertemperatur des Bades muss am Boden gemessen werden und soll zwischen 42°C und 45°C liegen.
Die Dauer des Bades sollte zwischen 10 und 30 Minuten liegen, je nach Verträglichkeit. Nach dem Bad sollte man noch eine Stunde zugedeckt im Bett schwitzen.
Leute mit Herzschwäche nehmen bitte ½ Stunde vor dem Bad 20-30 Tropfen Baldrian (Urtinktur), oder 50-70 ml roten oder weißen trockenen Wein. Wenn eine Hypotonie vorliegt, können Sie auch 20-30 Tropfen „Korodin“ einnehmen. Am besten nehmen Sie diese Bäder abends, 1-2 Stunden vor dem Schlafengehen, 5-7 mal die Woche.

Es folgen zwei Beispiele von Menschen, die diese Art von Bädern regelmäßig durchgeführt haben und ein hohes Alter mit guter Gesundheit erreichten.

Dr. S. Salmanow (90 Jahre) und J. Diener (96 Jahre, trotz seines schweren Herzinfarktes im Alter von 43 Jahren, drei Monate nach dem Infarkt fing er mit der Balneotherapie an). Es gäbe noch viele weitere Beispiele.
Solche Bäder normalisieren die Durchblutung im ganzen Körper,

reinigen und desinfizieren das Blut und die Lymphe, putzen die Gefäße (auch die allerkleinsten Kapillaren), stärken das Immunsystem, reinigen die Haut und entgiften den Körper durch die Haut.
Um die Reinigung und die Entgiftung des Körpers durch die Haut mittels solcher Bäder zu verstärken, kann man in jedes Bad ½ Glas Apfelessig geben und zusätzlich ein ½ Glas Meersalz im Badewasser auflösen.

4.7.
Drei Methoden zur Reinigung des Herzens
(Herzmuskeln, Herzklappen und Herzkranzgefäße)

4.7.1.
Man benötigt täglich drei Zitronen und einen Liter Milch. Am Morgen trinkt man auf nüchternen Magen 1/3 Liter Milch und anschließend den Saft von einer Zitrone. Dies wiederholt man insgesamt dreimal täglich, das letzte Mal direkt vor dem Schlafengehen. Diese Kur dauert drei Wochen. Während dieser Zeit sollte man sich vegetarisch ernähren.

4.7.2.
Diese Methode zur Herzreinigung benötigt 32 Zitronen. Man isst täglich eine Zitrone mit Schale auf nüchternen Magen. Hierzu schneidet man die Zitrone in Scheiben und gibt auf jede Scheibe etwas Honig. Diese Reinigung verhilft (bei Verträglichkeit), für ein bis fünf Jahre mit einem gesunden und sauberen Herzen zu leben.

4.7.3.
Bei dieser Methode trinkt man drei Wochen lang täglich dreimal pro Tag je 100 ml einer Mischung aus frisch gepresstem rohem Kartoffelsaft und frisch gepresstem rohem Karottensaft, im Verhältnis 1:1 oder auch frischem Kartoffelsaft und Rote-Beetesaft im gleichen Mengenverhältnis, nämlich 1:1.

Es empfiehlt sich, die Methoden 1 und 2 besser im Sommer zu machen, die Methode 3 eignet sich besser für die Wintermonate.

4.8.
Reinigung der Nasennebenhöhlen

Die allergrößte Menge der Infektionen sucht unseren Körper durch die Nase sowie durch den Mund heim. Hier folgt eine effektive Methode, wie man Nase, Nebenhöhlen und Rachen reinigen und desinfizieren kann.
Führen Sie die Reinigung am besten morgens einmal pro Tag oder seltener, je nach Bedarf durch. Man kann die Nasennebenhöhlen zum Beispiel mit Hilfe einer Nasendusche spülen.
Nehmen Sie folgende Lösung:
Mischen Sie 200 ml lauwarmes Wasser mit je ½ Teelöffel Salz und Soda (Backpulver) plus 5-10 Tropfen Jod (zum Beispiel Jodtinktur Hetterich). Diese Lösung können Sie auch zum Gurgeln bei Halsschmerzen und Erkältungen nutzen.

Mit kommendem Alter merken viele, dass die Beweglichkeit des Körpers nachlässt. Der Rücken wird steif und schmerzhaft, die Gelenke funktionieren geräuschvoll und man kann sie nicht mehr locker bewegen.
Der größte Grund dafür liegt im Calziumcarbonat oder in Kalkablagerungen der Harnsäure.
Zu viel Fleisch, der Genuss harten Käses, zu wenig Bewegung (Hypodynamie), schlechtes Wasser (siehe Kapitel 2 in Band 2) und andere Fehler in der Lebensführung führen zu Verkalkungen in der Wirbelsäule sowie in den Gelenken.
Ich stelle Ihnen hier sechs Methoden der russischen Volksheilkunde vor, mit denen man die Wirbelsäule und die Gelenke entkalken kann.

4.9.1.
Entkalkung mit dem Saft des Schwarzrettichs

Besorgen Sie 10 kg Schwarzrettich, befreien Sie ihn von der Wurzel und dem äußeren Schmutz, schälen Sie ihn aber nicht. Nun machen Sie bitte von der kompletten Menge Saft. Diesen Saft gießen Sie in ein Glasgefäß. Das Gefäß verschlossen im Kühlschrank aufbewahren. Trinken Sie täglich 3x2 Esslöffel von diesem Saft unabhängig von den Mahlzeiten so lange, bis der Saft aufgebraucht ist.
Während dieser Reinigungskur sollten Sie Fleisch, Eier, stärkehaltige und fettige Lebensmittel aus Ihrer Nahrung ausschließen.
Diese Reinigungsmethode ist in der Lage, die kompliziertesten Probleme zu heilen. Während dieser Reinigung können allerdings Gelenk- und Wirbelsäulenschmerzen auftreten.

4.9.2.
Entkalkung mit Milch und Petersilie

Diese Methode ist für Schwangere und für Leute, die zu Schwindel und Herzrhythmusstörungen neigen, nicht zu empfehlen. Es kann während dieser Reinigungskur zu Hautreizungen und Schmerzen in den Gelenken kommen.
Besorgen Sie 2 kg Petersilienwurzel und zerkleinern Sie diese mittels eines Fleischwolfs oder Ähnlichem. Diese breiige Masse mit 3,5 Liter Milch auf kleiner Flame 1,5 Stunden kochen lassen. Danach diesen Brei während drei Tagen in gleichen Tagesrationen über jeden Tag gleichmäßig verteilt, je 3-4 mal pro Tag essen. Dabei nichts anderes essen.
Es ist wünschenswert, an diesen Tagen viel Kräutertee mit diuretischer Wirkung wie zum Beispiel aus Blasen-Nieren-Kraut (Orthosiphon spicatus Lat.), Bärentraubenblättern, Goldrutenkraut, Preiselbeerblättern zu trinken.

Zubereitung:
1,5 TL der Kräuter mit einem Glas (250-300ml) kochendem Wasser überbrühen und für 20 Minuten ziehen lassen, danach abgießen, 2-4 Tassen pro Tag lauwarm trinken.

4.9.3.
Entkalkung mit Kartoffelwasser

Diese Methode reinigt ziemlich effektiv die Gelenke und heilt Entzündungen in den Gelenken. Auch wirkt diese Methode gut bei Polyarthritis.
Nehmen Sie 1kg ungeschälter, jedoch gründlich gewaschener Kartoffeln, hacken Sie diese klein und kochen Sie sie für 1,5 Stunden mit 3 Litern Wasser auf kleiner Flamme. Seihen Sie diese danach ab und pressen Sie die Masse aus. Das Wasser, in dem die Kartoffeln gekocht wurden, trinken Sie bitte 3 mal pro Tag auf nüchternen Magen, 2 Wochen lang. Die Menge jeder Einnahme entspricht dem jeweilig aktuellen Zustand.
Nach einer zweiwöchigen Pause kann die Kur wiederholt werden.

4.9.4.
Reinigung der Gelenke mit Hilfe eines Tees aus Lorbeerblättern

Diese Reinigung sollte man im ersten Jahr alle drei Monate und danach nur noch einmal jährlich durchführen.
Nehmen Sie 5g Lorbeerblätter und kochen Sie diese mit 300ml Wasser für 5 Minuten, danach lassen Sie den Tee für 3-4 Stunden in der Thermoskanne ziehen, gießen Sie ihn ab und trinken Sie ihn in kleinen Schlucken über den Tag verteilt (innerhalb 12 Stunden).
Wenn man Lorbeertee falsch trinkt, das heißt auf ein- oder zweimal, dann wird die Reinigung intensiv verlaufen. Dies kann die Blase stark reizen und es kann zu Blut im Urin kommen. Dann unterbrechen Sie selbstverständlich die Reinigungskur. Die Erfahrung zeigt, wenn man

die oben genannte Regel dieser Reinigungsmethode streng beachtet, treten keine Komplikationen auf. Eine Reinigungskur dauert drei Tage. Nach einer Pause von einer Woche darf man die Kur wiederholen, allerdings nur noch ein weiteres Mal!

4.9.5.
Reinigung der Gelenke mit Reis, Rote Beete, Äpfel und Hagebutten

Auch dank dieser Reinigungsmethode können Gelenke ihre Flexibilität wieder erlangen. Dafür benötigt man ein Glas Reis (am besten Naturreis), den man zunächst gut durchspült, um ihn von Schmutz zu reinigen. Dann gibt man ihn in ein Gefäß und übergießt ihn mit zimmertemperiertem Wasser und lässt den Reis so über Nacht quellen. (Manche schwerwiegend Erkrankten lassen den Reis sogar bis zu drei Tagen quellen). Danach absieben und mit zwei Gläsern Wasser so lange kochen lassen, bis das ganze Wasser verdunstet ist. Anschließend wird der Reis mit kaltem Wasser gut durchgespült, um ihn von dem „Schleim“ zu befreien. Teilen Sie den Reis in vier gleiche Teile und essen ihn im Abstand von gleich großen Zeitintervallen (ca. 2-2.5 Stunden). Bevor man den Reis isst, trinkt man ein Glas Hagebuttentee (1 Esslöffel Hagebuttenfrüchte mit einem Glas kochendem Wasser überbrühen, eine Stunde in der Thermoskanne ziehen lassen, absieben und durch einen Strohhalm lauwarm trinken). Am nächsten Tag essen Sie nur 500g gekochte Rote-Beete und 200g Äpfel. Danach essen Sie 3-4 Tage ihre übliche Nahrung, am besten jedoch vegetarisch. Danach wiederholen Sie die oben beschriebene zweitägige Reinigung. Diesen Vorgang wiederholen Sie zwei Monate lang. Bei einem Magen- oder Zwölffingerdarmgeschwür darf diese Reinigung allerdings nicht gemacht werden!

4.9.6.
Reinigung von Gelenken und Wirbelsäule und Entkalkung mit Tee aus Sonnenblumenwurzeln nach Herrn B. Bolotow

Im Herbst sammelt man einen Vorrat aus den dicken Teilen der Sonnenblumenwurzel. Die feinen Teile werden abgeschnitten und entsorgt. Die Wurzeln müssen gründlich gewaschen werden, danach lässt man sie trocknen und zerkleinert sie in kleine Stückchen (in etwa so groß wie weiße Bohnen). Der Tee wird wie folgt zubereitet:
Man benötigt ein Glas Sonnenblumenwurzel und bringt diese mit drei Litern Wasser 1-2 Minuten lang zum Kochen. Danach den Tee abkühlen lassen, absieben und innerhalb der nächsten 2-3 Tage trinken. Die gebrauchten Wurzeln nicht wegwerfen, sondern im Kühlschrank aufbewahren, da sie noch einmal für die nächste Zubereitung verwendet werden. Bei der zweiten Herstellung muss der Tee 5 Minuten kochen. Beim dritten Mal nimmt man wieder ein Glas neue Wurzeln und wiederholt den Vorgang insgesamt einen Monat lang, bei Bedarf auch länger. Der Reinigungsprozess beginnt ca. zwei Wochen nach der Anwendung, was man an der Eintrübung des Urins feststellen kann, verursacht durch die Ausscheidung von gelöstem Kalk. Sobald der Urin wieder klar wird, kann man mit der Reinigung aufhören. Während dieses Reinigungsvorgangs muss die Nahrung vollkommen vegetarisch sein, ohne scharfe, salzige Gerichte und auch ohne Essig.

Kapitel 5

Der Kampf gegen Parasiten ist ein Kampf fürs Leben

Ein weiteres Thema stellt die Befreiung des Körpers von verschiedenen Parasiten dar, die hauptsächlich über die Mundschleimhäute in unseren Körper gelangen.
Die massenweise Benutzung von Antibiotika, auch bei kleinsten gesundheitlichen Problemen, die wachsende Umweltverschmutzung, ein zu enges Verhältnis mit Haustieren, der Verzehr von rohem Fleisch und Fisch, schlecht oder ungenügend gewaschenes Obst und Gemüse sind die Hauptgründe für die Vermehrung aller möglichen Parasiten in unserem Körper. Würmer, Pilze und viele andere rauben uns Nährstoffe, vergiften uns mit ihren Stoffwechselprodukten, schwächen unser Immunsystem, stören die normale Arbeit unserer inneren Organe, rufen Allergien sowie andere Krankheiten hervor, selbst schwere Krankheiten, wie z.B. Krebs.

5.1.
Eine der einfachsten Methoden, den Körper von Würmern zu befreien, ist die Benutzung homöopathischer Mittel.

5.1.1.
„Cina Globuli C200“ / 10g. Ich empfehle 5 Globuli unter die Zunge zu legen, ½ Stunde vor dem Schlafen, ein- bis zweimal die Woche, zwei bis drei Monate lang.

5.1.2.
Der älteste und erfahrenste russische Homöopath Herr B. Teiz hat drei homöopathische Mittel empfohlen:

Chininum arsenicosum Globuli D4 10g;
Absinthium Globuli D4 10g; Cina Globuli D3 10g;

Von jedem Mittel nehmen Sie bitte 4-5 Globuli (für Kinder < 3 Jahre je 3 Globuli), also gleichzeitig 12–15 Globuli. Nehmen Sie diese 3-4 mal pro Tag, ca. ½ Stunde vor dem Essen, drei Wochen lang.

5.2.
Ebenso sehr gut gegen Würmer sowie gegen Pilze helfen auch fertige pflanzliche Mittel:

„Blulied 1“ und „ImNeem“. Man sollte sie drei bis vier Monate lang einnehmen, je 3x1 Kapsel pro Tag ca. ½ Stunde vor dem Essen. In akuten Fällen kann bei Erwachsenen die Dosis bis zu 3x3 Kapseln pro Tag betragen.

5.3.
Speziell gegen Pilze ist „Citroplus 800“ (Grapefruit-Kern-Extrakt, 100 ml) sehr effektiv. Man sollte „Citroplus 800“ in der Dosis 2x10 Tropfen pro Tag 3-6 Monate lang ca. 1/2 Stunde vor dem Essen einnehmen.

5.4.
Es gibt viele Möglichkeiten, den Organismus von Würmern zu befreien, zum Beispiel auch mit selbst hergestellten Heilmitteln.
1 Teelöffel Wermutblätter mit 400ml kochendem Wasser übergießen, abkühlen lassen und abgießen. Erwachsene sollten 3x50 ml pro Tag vor dem Essen von dem Tee zu sich nehmen, Jugendliche zwischen 7 und 12 Jahren 3x1 Esslöffel pro Tag vor dem Essen, Kinder zwischen 4 und 7 Jahren 3x1 Teelöffel pro Tag vor dem Essen.

5.5.

Auch handelsübliche Nelken können sehr hilfreich sein.
Probieren Sie folgende Kur:
Am ersten Tag kauen Sie ca. ½ Stunde vor dem Frühstück fünf Nelken ohne „Kopf“. Warten Sie, bis der ganze Mund voll Speichel ist. Danach spucken Sie die Nelken aus und schlucken den Speichel. Am zweiten Tag machen Sie dasselbe mit sechs Nelken. Am dritten Tag mit sieben Nelken und so weiter. Am siebten Tag kauen Sie elf Nelken. Gehen Sie dann bei gleicher Vorgehensweise mit der Anzahl der Nelken wieder rückwärts bis zu einer Menge von fünf Nelken. Das heißt, am achten Tag kauen Sie zehn Nelken, am neunten Tag neun Nelken und so weiter. Wenn man am dreizehnten Tag eine Dosierung von fünf Nelken erreicht hat, ist die Kur abgeschlossen. Es ist zu empfehlen, diese Kur einmal im Frühling und einmal im Herbst anzuwenden.

5.6.

Gegen Würmer seit uralter Zeit in Russland man benutzt in Russland frische oder getrocknete Kürbis Kerne. Die muss man schellen, aber so, das feine grüne Schicht auf Kern Oberfläche soll bleiben. In diese Schicht befinden Stoffe welche töten Würmer. Dann nimmt man 80-100g.geschellte Kürbis Kerne und isst in einige Portionen während des Tages, nüchtern, zu Schlüss,1 Stunde später, als letzte Portion wird gegessen, soll man 1 Esslöffel Rizinus Öl trinken. Wenn die Ergebnis wird nicht genug effektiv, dann soll man Reinigung Kur wiederholen, und bei Wiederholung, soll man dann 200g. Kürbis Kerne nehmen.

5.7.

150 g. geschellte Kürbis Kerne in Mörse pulverisieren und beim Kürbis zerstosen man gisst langsam in die Mörse Wasser bis 450 ml. So man bekommt Emulsion, in welche man auflöst nach Geschmack etwas Honig. Dann diese Emulsion soll man während 1 Stunde langsam mit 1 Esslöffel nach dem andere trinken. 1 Stunde später soll man

Abfürmittel nehmen, z.b. Bittersalz Lösung. Nach 2-3 Tage bei Bedarf diesen Kur kann man wiederholen.

Kapitel 6

Der ewige Traum der Menschheit: Lebens-Elixiere

Es wäre falsch und unverdient, die uralte Kunst der Volksmedizin zu übersehen und unerwähnt zu lassen. Die Kunst, das Leben zu verlängern und qualitativ zu verbessern mit Hilfe von geheimen, magischen Elixieren.

Was ist das für eine Kunst, wie wirkt sie?

Das Grundmotiv, warum diese Art der Elixiere überhaupt ans Licht gekommen ist, war der uralte Traum der Menschen, ein Wundermittel zu entwickeln. Dieses sollte im Idealfall und trotz progressierendem Alter die Lebenserwartung auf unbegrenzte Zeit verlängern, dabei die Gesundheit stabil und gut erhalten und sogar immer besser werden lassen. Auch ist attraktiv dabei, dass nur mit Hilfe eines einzigen natürlichen Mittels der Körper immer jung und gesund gehalten werden kann. In der Geschichte von mehreren Jahrhunderten kam es allerdings hierbei oftmals zu vielerlei Fehlinformationen. Es entstanden sogenannte Elixiere, die zum Teil aus kommerziellen Zwecken entwickelt wurden. Es gab jedoch auch eine vergleichsweise sehr kleine Menge wirklich hervorragend wirkender Elixiere!
Rezepte solcher Elixiere wurden über mehrere Generationen (seit mehreren Jahrhunderten) in Heilerschulen, in Familien oder unter bestimmten Geschlechtern immer streng geheim aufbewahrt.
Es sind Geschichten bekannt, hauptsächtlich aus Indien, Birma und China, dass einige wenige Yogis oder Mönche mit Hilfe von speziellen Elixieren in der Lage waren und in der Lage sind, einige hundert oder sogar einige tausend Jahre lang zu leben, und das ohne jegliche Krankheit, zum Beispiel in Indien mit Hilfe sogenannter Kayakalpa-Elixiere.
Die wahren Kayakalpa-Rezepte sind mir leider nicht bekannt.

Nichtsdestotrotz möchte ich über einige andere Elixiere berichten. Mit der Zeit, über mehrere Jahrhunderte hinweg, entstanden einige Elixiere, die in der Lage sind, Ihnen ein paar Jahrzehnte zu Ihrer Lebenserwartung hinzu zu schenken und das bei einer stabilen und guten Gesundheit. Diese Elixiere sind in der Lage, ganzheitlich auf den Organismus zu wirken und ihn zu organisieren. Die Elixiere entgiften harmonisch und fleißig, sie putzen Gefäße, verdünnen das Blut, normalisieren den Stoffwechsel, stärken das Bindegewebe, leisten antiparasitäre Arbeit, versorgen den Körper mit lebensnotwendigen Vitaminen, Enzymen und Spurenelementen. Dadurch motivieren sie den Körper zur Regeneration und zur Verjüngung. Hier stehen eine ganze Reihe solcher hervorragender Rezepte (je nach Verträglichkeit) zur Auswahl. Nehmen Sie sich Zeit, Geduld und haben Sie Disziplin, diese auszuprobieren!
Sie werden sicher nicht enttäuscht sein!
Nur merken Sie sich bitte: das passende ausgewählte Elixier soll Sie begleiten und das nicht nur für einen Tag, für eine Woche, einen Monat, sondern Ihr ganzes Leben lang!

Lebens-Elixiere
6.1.-6.23.

6.1.
Nehmen Sie
200 g Leinöl,
4 Zitronen,
3 mittelgroße Knollen Knoblauch sowie
1 kg Honig
(Hier und bei allen weiteren Rezepten verwenden Sie bitte nur festen, unbehandelten Honig. Die Konsistenz sollte der von Butter ähneln.) Zerkleinern Sie die Zutaten (außer den Honig) im Mixer oder im Fleischwolf: zwei geschälte und zwei ungeschälte Zitronen, die Knoblauchzehen schälen Sie bitte vorab.

Mischen Sie alle Zutaten miteinander und bewahren Sie die Mischung in einem Glasgefäß im Kühlschrank auf.
Nehmen Sie dreimal einen Esslöffel ca. ½ Stunde vor dem Essen. Die Dauer der Anwendung richtet sich nach der individuellen Verträglichkeit.

6.2.

Zutaten:
4 kg Sellerieknollen,
400 g Honig,
400 g Knoblauch,
8 Zitronen und
400 g Meerrettich.
Alle festen Zutaten zerkleinern Sie bitte im Fleischwolf oder im Mixer. Davor entfernen Sie die Sellerieknollen, den Meerrettich und den Knoblauch bitte von der Schale.
Alle Komponenten miteinander vermischen und in ein Glasgefäß geben, danach das Gefäß mit Mullbinden umwickeln und für 12 Stunden in Wärme (bei ca. 30°C) stehen lassen. Danach bei Zimmertemperatur noch weitere 3 Tage stehen lassen. Dann aus der Mischung den Saft auspressen und diesen Saft in einem Glasgefäß im Kühlschrank aufbewahren. Das Elixier ist jetzt fertig. Nehmen Sie dreimal einen Esslöffel pro Tag 15 Minuten vor dem Essen ein. Wenn der Saft aufgebraucht ist, legen Sie bitte eine zweiwöchige Pause ein, dann wiederholen Sie die Kur. Nach diesem Prinzip machen Sie zwei bis vier Kuren im Frühling und zwei bis vier Kuren im Herbst.

6.3.

Jeden Tag nehmen Sie fünf Esslöffel klein geschnittener Kiefernnadeln. Die Nadeln sollten nicht älter als ein Jahr sein und aus dem Monat Mai stammen.
Zwei Esslöffel zerkleinerte Hagebuttenfrüchte und zwei Esslöffel zerkleinerte Zwiebelschale. Alle diese Komponenten miteinander vermischen, mit einem Liter Wasser überbrühen und auf kleiner

Flamme für zehn Minuten kochen lassen. Danach den Topf mit Tee in eine Wolldecke wickeln, über Nacht stehen lassen und dann filtern. Trinken Sie ihn über den Tag verteilt statt Wasser. Eine Kur dauert vier Monate lang. Es ist zu empfehlen, ein bis zwei Kuren im Jahr zu machen. Dieses Elixier heilt oft Allergien und kann auch nützlich bei der Onkologie sein.

6.4.

Nehmen Sie 500ml unraffiniertes, kaltgepresstes Sonnenblumenöl und mischen es mit 500g geschältem und zerkleinertem Knoblauch. Danach lassen Sie es drei Tage lang in einem geschlossenen Glasgefäß im Schrank stehen. Geben Sie nun 300g geschälte Gerstenkerne, welche Sie zu Mehl zermahlen haben, zu dem Knoblauchöl. Bewahren Sie das Elixier im Kühlschrank auf und nehmen Sie dreimal einen Teelöffel ca. ½ Stunde vor dem Essen für ein bis drei Monate ein. Diese Kur sollten Sie einmal pro Jahr, am besten im Frühling, durchführen.

Man kann, je nach Verträglichkeit, die Kur noch perfektionieren. Mischen Sie dazu einen Teelöffel dieses Elixiers mit einem Teelöffel frischgepresstem Zitronensaft, nehmen Sie die Mischung dann dreimal pro Tag ca. 30 Minuten vor dem Essen ein.

6.5.

Mischen Sie zehn Volumenteile schwarzen Tee, zwei Teile Pfefferminzblätter, zwei Teile Herzgespannkraut, einen Teil Baldrianwurzel, einen Teil Weißdornfrüchte und einen Teil Hagebutten. Alle Pflanzen sollen sich in getrocknetem, zerkleinertem Zustand befinden. Abends zwei Esslöffel der Mischung mit 0,5 Liter kochendem Wasser übergießen, eine Nacht (8-10 Stunden) in einer Thermoskanne ziehen lassen. Morgens abgießen und ein halbes Glas davon 15 Minuten vor dem Essen 3x pro Tag lauwarm trinken. Ich empfehle, diese Kur dreimal pro Jahr, am besten im Frühling, im Herbst und im Winter durchzuführen.

6.6.

Für die Zubereitung dieses sibirischen Lebenselixiers benötigt man 100g Zedernnüsse. Die Nüsse sollte man erst schälen und mit 0,5 l Wodka (Alkoholgehalt 40%) mischen. Ergänzen Sie diese Mischung mit einem Esslöffel Honig. Das Ganze lassen Sie bitte in einem geschlossenen Glasgefäß im Schrank für drei Wochen ziehen. Die Schale der Zedernnüsse sollte man auch mit 0,5 l Wodka vermischen und ebenfalls für 3 Wochen im Schrank in einem geschlossenen Glasgefäss ziehen lassen.
Danach filtern Sie beide Tinkturen und vermischen sie miteinander. Nehmen Sie davon jeden Abend 30 ml vor dem Essen.

6.7.

Für dieses Elixier benötigt man Weißdornfrüchte (oder Früchte und Blüten gemischt im Verhältnis 1:1), Rotkleeblüten und Ringelblumenblüten. Man soll zwei Esslöffel von jeder Pflanze mit je 200ml Wodka vermischen und in geschlossenen Glasgefäßen im Schrank für zwei Wochen ziehen lassen. Danach filtern Sie die drei Tinkturen und vermischen Sie miteinander.
Nehmen Sie ein bis zwei Esslöffel pro Tag vor dem Essen. Eine Kur dauert einen Monat. Nach einer zweiwöchigen Pause kann diese Kur wiederholt werden.

6.8.

Ein Lebenselixier muss nicht unbedingt flüssig sein, wie folgendes Beispiel zeigt. Man nimmt je 300g getrocknete Aprikosen, Feigen, Rosinen, Walnüsse (geschälte natürlich) und Pflaumen. Dazu kommen zwei Bio-Zitronen mit Schale. Alle Komponenten zerkleinern Sie bitte im Fleischwolf oder mittels eines Mixers. Mischen Sie den entstandenen Brei mit 0,5 Liter Honig. Nehmen Sie täglich einen Esslöffel davon vor dem Frühstück ein.

6.9.

Lebens-Elixier mit dem Namen: „ Sieben Gläser“:

Man nimmt dafür:

- 1 Glas (ca. 250ml) roten trockenen Wein
- 1 Glas Honig
- 1 Glas gepressten Knoblauchsaft
- 1 Glas Zitronensaft
- 1 Glas Saft des schwarzen Rettichs
- 1 Glas Karottensaft
- 1 Glas Rote-Beete-Saft

Bitte pressen Sie alle Säfte frisch.

Alle Komponenten werden mit einem Holzlöffel miteinander vermischt und in einem Glasgefäß im Kühlschrank aufbewahrt. Dieses Elixier trinkt man für 45 Tage, dreimal einen Esslöffel nach dem Essen.

Man wiederholt diese Kur immer wieder jeweils nach einer Pause von zwei Monaten.

6.10.

Für dieses Lebenselixier nimmt man 100g einer pulverisierten Kräutermischung aus Salbei und Lavendel (im Verhältnis 1:1). Man mischt sie mit einem Liter trockenem Rotwein in einem Glasgefäß. Das Gefäß verschließen und für zwei Wochen an einem dunklen Platz bei Zimmertemperatur aufbewahren, danach filtern. Nehmen Sie täglich 30-50 ml davon, 30 Minuten vor dem Essen.

6.11.

Dieses Elixier ist in meiner eigenen „Küche“ geboren. Es kräftigt, normalisiert die Durchblutung und die Arbeit des Verdauungstraktes, es reinigt das Blut, befreit den Darm von Parasiten, normalisiert den Blutzucker, putzt die Gefäße, verlängert das Leben und verjüngt. Man bereitet dabei drei Tinkturen separat zu. Die fertigen Tinkturen vermischt man miteinander, erst dann ist dieses Elixier fertig.

Für die **Tinktur Nr. 1** nimmt man eine dunkle Glasflasche mit dem Fassungsvermögen von einem Liter und füllt diese bis zur Hälfte mit folgender Mischung aus getrockneten Kräutern. Achten Sie darauf, dass die Kräuter dabei nicht gepresst werden:

Schafgarbenkraut - 20%
Wermutkraut - 20%
Spitzwegerichblätter - 15%
Süßholzwurzel - 10%
Kiefernknospen - 15%
Tausendgüldenkraut - 10%
Isländisches Moos - 10%

Füllen Sie die Flasche bitte mit Wodka (40% Alkohol) auf und lassen die Mixtur verschlossen im Schrank ziehen.

Für die **Tinktur Nr. 2** nehmen Sie wieder eine dunkle Glasflasche mit dem Fassungsvermögen von einem Liter, füllen diese mit Blättern von frischem, unbehandeltem Meerrettich. Dann füllen Sie das Gefäß mit Wodka (40 % Alkohol) auf. Verschließen Sie die Flasche und lassen die Mischung ebenfalls im Schrank ziehen.

Für die **Tinktur Nr. 3** nehmen Sie ebenfalls eine dunkle Glasflasche mit dem Fassungsvermögen von einem Liter, füllen diese zu einem Drittel mit geschältem, klein geschnittenem Knoblauch. Zerkleinern Sie eine Biozitrone mit Schale im Mixer und geben Sie einen Esslöffel Honig hinzu. Nun kommen drei Esslöffel frische, geschälte Ingwerwurzel und ein halber Teelöffel Chilipulver hinzu. Die gesamte Menge dieser Mischung soll 2/3 der Flasche betragen. Füllen Sie die Flasche mit Wodka (40% Alkohol) auf. Verschließen Sie das Gefäß und lassen Sie auch diese Tinktur im Schrank ziehen.

Alle drei Tinkturen einen Monat ziehen lassen, ab und zu schütteln, danach durch ein Tuch oder einen Kaffeefilter filtern. Alle drei Tinkturen miteinander vermischen.

Nehmen Sie einen Monat lang 3x20 Tropfen mit oder ohne Wasser ca. ½ Stunde vor dem Essen. Danach legen Sie eine einwöchige Pause ein. Eine Kur dauert drei Monate lang, einmal im Frühling und einmal im Herbst.

6.12.

Dieses Lebenselixier verlangsamt nachweislich die Alterung des Körpers, verlängert die Lebenserwartung und normalisiert die Lebensqualität, da es größere und kleinere Gefäße gründlich reinigt, den Darm und das Blut desinfiziert, das Immunsystem stärkt, Nieren und Gelenke „putzt" und die Durchblutung des ganzen Körpers normalisiert.

Zubereitung:
100g einer weißen Zwiebelknolle schälen und zusammen mit 100g Honig sowie mit 0,75 Liter trockenem Weißwein übergießen. Man lässt dies zwei Wochen lang bei Zimmertemperatur in einem dunklen Schrank ziehen und filtert es anschließend. 20 Minuten vor dem Essen trinkt man davon zwei Esslöffel, ein- bis dreimal am Tag.

Dieses Elixier kann man pausenlos trinken oder man macht nach einer Monatskur eine ein- bis zweiwöchige Pause und beginnt dann wieder mit der Einnahme.

6.13.

Dieses lebenswichtige Getränk ist nicht weniger effektiv, als das Zwiebelelixier. Je nach Verträglichkeit kann man sich für das ein oder andere Elixier entscheiden. Es wirkt auch sehr gut gegen Gefäßverkalkungen (Arteriosklerose), gegen Würmer und Darmparasiten, senkt den Cholesterinspiegel, stärkt das Immunsystem und ist eine gute Krebsprophylaxe.

Zubereitung:
Man benötigt 30 Knoblauchzehen (ca. 100g) und 5 ungespritzte Zitronen.

Die Knoblauchzehen werden zusammen mit den kleingeschnittenen ungeschälten Zitronen im Mixer zerkleinert. Anschließend bringt man die Knoblauch-Zitronen-Mischung zusammen mit einem Liter Wasser zum Kochen, wobei man darauf achten sollte, dass die Mischung nur einmal kurz aufwallt. Danach abseihen, in eine Flasche füllen und kühl lagern.

Von diesem Elixier nimmt man einmal täglich ein Likörglas vor oder nach den Mahlzeiten ein.

Als langfristige Therapie nimmt man davon drei Wochen lang einmal täglich ein Likörglas und legt anschließend eine achttägige Pause ein.

Im ersten Jahr wiederholt man die Kur sechsmal hintereinander und legt dann eine sechsmonatige Pause ein. Ab dem zweiten Jahr wiederholt man die Kur dreimal hintereinander, macht drei Monate Pause, um die Kur wiederum dreimal hintereinander durchzuführen. Anschließend legt man ebenfalls eine Pause von drei Monaten ein.

Die Wirksamkeit des Knoblauchelixiers kann noch deutlich verstärkt werden, indem man drei weitere Komponenten ergänzt:

Ein Liter Knoblauch-Zitronen-Elixier mit 3 Esslöffeln Honig mischen. Der Honig macht die Blutgefäße wieder elastisch (nicht brüchig). Bei Wetterveränderungen oder bei verschiedenen Stresssituationen kann sich der Organismus dadurch besser an diese anpassen.

Ein Liter Knoblauch-Zitrone-Elixier mit drei Esslöffeln klein geriebenem frischem Ingwer mischen. Ingwer erweitert die Gefäße, wodurch diese besser gereinigt werden können. Außerdem wirkt Ingwer entzündungshemmend.

Ein Liter Knoblauch-Zitrone-Elixier mit drei Esslöffeln Spitzwegerichsaft oder abgekühltem Tee (aus Spitzwegerichblättern) mischen. Spitzwegerichsaft bzw. Tee aus Spitzwegerichblättern wirkt stark entzündungshemmend. Dadurch wird verhindert, dass es zu Cholesterinablagerungen in den Gefäßen kommt. Entzündungen oder Risse werden so verhindert und einem Gefäßverschluss entgegengewirkt.

Zubereitung des Tees:
Drei Esslöffel getrocknete oder auch frische Spitzwegerichblätter mit 100 ml kochendem Wasser überbrühen, 30 Minuten ziehen lassen, anschließend abgießen und abkühlen.

6.14.
Dieses uralte Elixier verjüngt nicht nur den Körper, sondern macht gesund und gibt Kraft.

Zu einem halben Liter trockenen Rotwein geben Sie bitte einen Esslöffel Alantwurzel sowie einen Esslöffel Honig. Dann diese Mischung 10 Minuten lang auf kleiner Flamme kochen lassen, danach filtern und abkühlen lassen. Trinken Sie 50ml davon nach jedem Essen.

6.15.
Hier ein Elixier, welches verjüngt, den Stoffwechsel normalisiert und den Organismus kräftigt:

Mischen Sie 500g zerkleinerte geschälte Walnüsse, 300g Honig, 100g Aloesaft, 50g zerkleinerte Pastinaken (frische oder getrocknete

in pulverisierter Form) miteinander.
Bewahren Sie die Mischung im Kühlschrank auf und nehmen Sie dreimal einen Esslöffel pro Tag ca. ½ Stunde vor dem Essen vier Monate lang.

6.16.
Dieses Elixier hält körperlich sowie geistig jung. Deswegen haben sich seit Urzeiten Inkas und Azteken überwiegend von dieser Art Getreide ernährt. Amarant weist einen großen Eiweißanteil auf und sorgt für ein elastisches Bindegewebe, noch dazu wirkt es entzündungshemmend. Für die Zubereitung dieses Elixiers benötigt man Sesam- oder Leinöl (beide nativ und das Sesamöl nicht aus gebratenen Samen!) und rohe Amarantkerne. Zur Zeit sind ca. 70 verschiedene Amarant-Arten bekannt. In Europa benutzt man häufig weißen Amarant (Amaranthus albus L.). Um das Elixier zuzubereiten, nimmt man die Amarantkerne und malt sie in einer Kaffee-Mühle. Unmittelbar danach mischen Sie die zerstoßenen Amarantkerne mit Sesam- oder Leinöl im Mischungsverhältnis (Volumenmenge) 1:3. Geben Sie diese Mischung in ein dunkles Glasgefäß, verschließen Sie dieses und lassen es an einem kühlen Ort für drei Wochen stehen. Die Mischung sollte jeden zweiten Tag geschüttelt werden.
Nehmen Sie morgens und eventuell abends je einen Teelöffel vor dem Essen ein. Dabei gibt es keine zeitliche Begrenzung für die Einnahme dieses Elixiers.

6.17.
Reiben Sie soviel Meerrettichwurzel, dass Sie die Menge eines Glases erhalten (ca. 250ml). Dann mischen Sie den geriebenen Meerrettich mit einem Glas abgekochtem, zimmertemperiertem Wasser. Diese Mischung lassen Sie für 24 Stunden bei Zimmertemperatur ziehen, danach filtern und den Saft auspressen. Jetzt zerkleinern Sie bitte Walnusskerne und Rosinen mittels eines Mixers oder eines Fleischwolfes und nehmen von beidem so viel, dass Sie eine Menge

von je 200g erreichen.
Bereiten Sie je 200 ml frischgepressten Rote-Beete- sowie Karottensaft zu und mischen beide Säfte mit dem Meerrettichsaft. Geben Sie die zerkleinerten Walnüsse und die zerkleinerten Rosinen hinzu. Ebenfalls ein Glas Honig und zwei im Mixer oder Fleischwolf zerkleinerte Biozitronen mit Schale. Mischen Sie erneut alles gründlich miteinander. Die ersten zwei Tage ist es empfehlenswert, einen Teelöffel dieses Elixiers eine Stunde vor dem Essen einzunehmen. Danach dreimal einen Esslöffel eine Stunde vor dem Essen. Eine Kur dauert zwei Monate, nach 20 Tagen Pause kann diese Kur wiederholt werden. Führen Sie diese Kur ein- bis zweimal pro Jahr durch. Dieses Elixier reinigt das Blut, sowie alle Gefäße, es versorgt den Organismus mit allen notwendigen Vitaminen und Spurenelementen, ebenso verjüngt und kräftigt es den Körper.

6.18.

Sehr einfaches, aber hoch wirksames altes Elixier.
Inhalieren Sie einfach täglich Baldrian-Urtinktur durch die Nase, abends eine halbe Stunde vor dem Schlafengehen.
Gehen Sie wie folgt vor:
Halten Sie ein Nasenloch zu und inhalieren Sie 1-2 Atemzüge durch das offenes Nasenloch, dann wechseln Sie und halten das andere Nasenloch zu und nehmen wieder 1-2 Atemzüge. In der ersten Woche atmen Sie bitte nicht zu tief ein. Nach der ersten Woche können Sie ruhig tiefe Atemzüge nehmen.
Nach ca. 3 Monaten täglicher Anwendung werden Ihre Haare dunkler, der Blutdruck normalisiert sich, die Nerven werden stärker, man wird ruhiger und der Schlaf normalisiert sich. Der Verjüngungseffekt dieses Elixiers wird spürbar.

6.19.

Ich möchte Ihnen hier noch ein Elixier aus meinem Labor vorstellen, es handelt sich dabei um eins meiner Lieblingselixiere. Aber seien Sie vorsichtig, es ist sehr scharf!

Das Elixier putzt die Arterien, Venen und auch die Kapillaren, es reinigt das Blut sowie die Lymphe, stärkt das Immunsystem, befreit von Würmern und anderen Darmparasiten, unterstützt die Leber, wirkt entzündungshemmend, macht das Bindegewebe elastisch und verjüngt den Körper.

Sie benötigen:
2 EL Blütenpollen
10 EL geschälten, klein geschnittenen Knoblauch
2 EL Honig
1 EL Chilipulver
1 EL gemahlenen Zimt
2 EL Rosmarinnadeln (zerkleinert oder in Pulverform)
2 EL Anissamen (im Mörser oder in der Kaffeemühle zerstoßen)
2 EL Nelkenpulver
2 EL geschälte und klein geschnittene Ingwerwurzel
1 Liter Wodka (40% Alkohol)

Alle Zutaten gründlich miteinander vermischen und in einem dunklen Glasgefäß verschlossen an einem dunklen Platz einen Monat lang ziehen lassen. Anschließend filtern Sie das Elixier durch einen Kaffeefilter oder durch Watte. Trinken Sie drei- bis viermal am Tag 10 Tropfen ca. eine halbe Stunde vor dem Essen oder zwischen den Mahlzeiten. Bevor Sie das Elixier runterschlucken, halten Sie es bitte für eine Minute im Mund. Dieses Elixier kann pausenlos eingenommen werden.

6.20.

Elixier zur Gefäßreinigung und zur Stärkung des Herzens. Es ist auch gut bei Magenbeschwerden und bei einer Unterfunktion der Schilddrüse. Das Elixier normalisiert den Stoffwechsel und verjüngt.
Stellen Sie eine Tinktur aus den Zwischenwänden der Walnuss (Pläthen, welche sich im Walnusskern befinden) sowie eine Tinktur aus Weißdornfrüchten her. Mischen Sie beide Tinkturen im Verhältnis 1:1. Das Elixier ist fertig. Nehmen Sie täglich zwei- bis dreimal einen Teelöffel mit oder ohne Wasser vor dem Essen.
Zubereitung der Walnuss- sowie Weißdorntinktur:
Nehmen Sie ein Glasgefäß und füllen es bis zu einem Drittel mit den Zwischenwänden der Walnüsse. Eine zweite Glasflasche füllen Sie bitte ebenfalls bis zu einem Drittel mit frischen oder getrockneten, im Mörser zermahlenen Weißdornfrüchten. Füllen Sie beide Gefäße mit Wodka (40% Alkohol) und verschließen diese. Lassen Sie die Tinkturen für drei Wochen im Schrank ziehen, danach filtern Sie sie.

6.21.

Zerkleinern Sie 10 Bio-Zitronen inkl. Schale im Mixer und mischen sie mit einem halben kg Honig (fest und unbehandelt). Anschließend geben Sie einen halben Liter frisch gepressten Saft einer Aloeverapflanze, die mindestens 3 Jahre alt ist, dazu. Geben Sie ebenfalls noch einen halben Liter trockenen Rotwein hinzu. Alles zusammen lagern Sie an einem dunklen und kühlen Ort für einen Monat. Die fertige Mischung muss gefiltert werden. Davon nehmen Sie 1 Teelöffel eine halbe Stunde vor jedem Essen. Diese Kur kann man unbegrenzt über das ganze Jahr mit lediglich jeweils 1-2 Wochen Unterbrechung wiederholen. Dieses Elexier macht jung und fit...

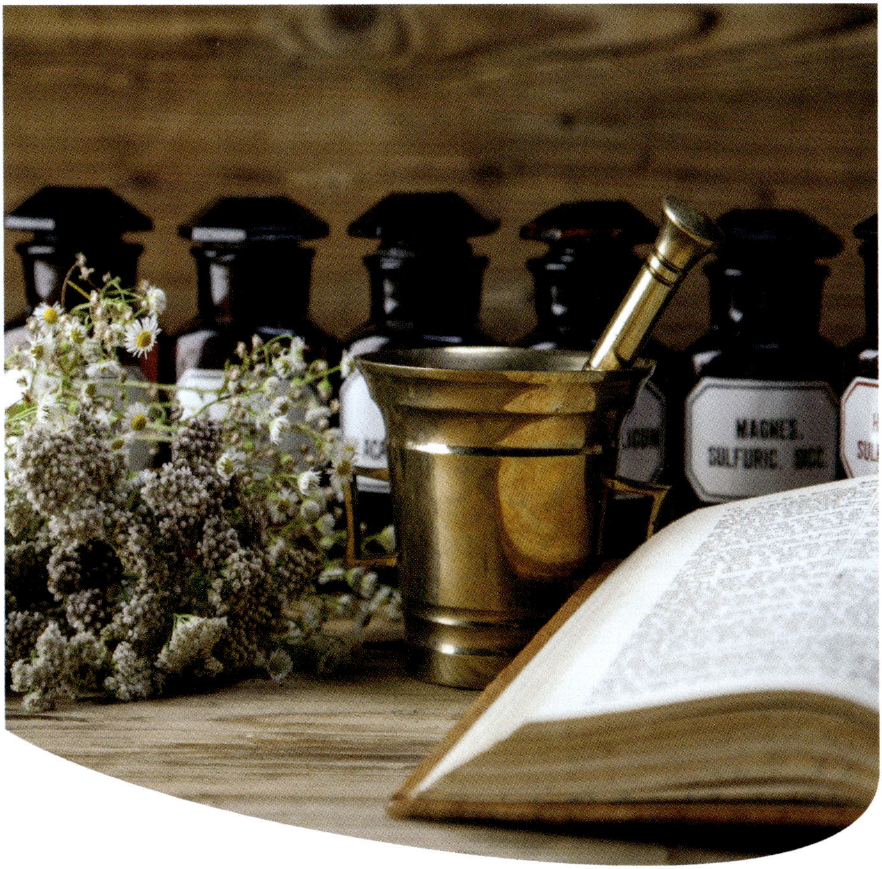

Zum Schluß dieses Kapitels möchte ich Ihnen noch zwei hochwirksame Lebenselixiere vorstellen.

6.22.

Uraltes ayurvedisches Elixier „Triphala churna“. Das Elixier ist in Pulverform (Churna bedeutet Pulver). Das fertige Gemisch besteht aus drei getrockneten und pulverisierten Früchten: Amla, Haritaki und Bibhitaki. Das Elixier ist dafür bekannt, dass es alle drei Doshas ausgleicht: Pitta, Vata und Kapha. Doshas sind uralte ayurvedische Begriffe, welche drei unterschiedliche psychosomatische Störungen des menschlichen Organismus beschreiben. In uralten Schriften wurde zum Beispiel erklärt, dass der Mensch gesund ist, wenn sich alle seine drei Doshas in Balance befinden. Man nimmt ½ bis 1 oder 2 Teelöffel des Elixiers (je nach Verträglichkeit) gemischt mit einem Glas zimmertemperiertem Wasser nachmittags vor dem Essen ein. Es gibt keine zeitliche Begrenzung für die Einnahme dieses Elixiers. Zum anderen reguliert dieses Elixier die Verdauung, es reinigt den Körper, hilft gegen Blähungen und wirkt leicht abführend.

6.23.

Das chinesische „Phönix"-Elixier von der Firma „Fohow" wurde auf Grund von uraltem Wissen entwickelt. Die wissenschaftlich neu entwickelte Methode der Zubereitung ist sehr effektiv. Das Elixier verjüngt deutlich, hält den Stoffwechsel im optimalen Bereich und kräftigt das Immunsystem. Um die Gesundheit langfristig stabil zu erhalten und den Körper zu verjüngen. Eine minimale Dosis genügt. Einzunehmen 2 Mal pro Tag, morgens nüchtern und kurz vor dem Schlafen je 30 Tropfen (2ml.). Zu diesem Zweck ist es optimal diese Heilkur 2 Mal pro Jahr durchzuführen – im Frühling sowie im Herbst zu je 3 Monaten. Es dient der Heilung schwerer chronischer Erkrankungen, so wie Rheuma, Zysten, Tumore, Krebs und anderem, in diesem Fall ist jedoch eine viel größere Dosierung über einen längeren Zeitraum nötig (2x15-30 ml. pro Tag). Dies ist leider etwas kostspielig.

Denjenigen, die noch mehr Informationen über Lebens-Elixiere haben möchten, empfehle ich mein Buch:

„Enzyklopädie der Elixiere".

Man kann hier noch viel mehr über große magische Lebens-Elixiere erfahren. Es findet sich in diesem Buch eine große Auswahl verschiedener Elixiere, nicht nur aus meiner Heimat Russland. Der Leser kann dort auch viel über von mir selbst entwickelte Lebens-Elixiere erfahren.

Kapitel 7

Das Element Luft

Dieses System gehört zu den kraftvollsten Lebenselixieren überhaupt. Es normalisiert schnell und effektiv die Zellatmung und die Durchblutung – und das nicht nur in den größeren Blut- und Lymphgefäßen, sondern sogar in den Kapillaren.
Es erweckt die Lebensenergie, normalisiert die Funktion des Herz-Kreislauf-Systems, gibt Kraft und verjüngt den Körper. Bei einer konsequenten Anwendung fühlt man sich im Alter von 60, 70, 80, 90, ... wie ein 20-jähriger.
Dieses System ist in Kombination mit anderen Naturheilmitteln auch zur Heilung bei schweren akuten oder chronischen Krankheiten sehr effektiv. Der Heilungsprozess verläuft deutlich schneller und die Erfolgsquote erhöht sich.
Dieses Atmungssystem hat ursprünglich ein russischer Heiler mit dem Namen „Ergaschacka" entwickelt. Beim Praktizieren habe ich einige Möglichkeiten gefunden, dieses System noch zu verbessern.
Hier ist seine Beschreibung:
Diese Atemübungen soll man im Sitzen mit geradem Rücken ausführen. In diesem System gibt es eigentlich nur eine Übung bzw. einen Atemzyklus, den man während der Therapiezeit immer wieder wiederholen muss. Hierbei muss man einmal tief einatmen, wobei sich der Unterbauch nicht wie bei der Bauchatmung nach vorne bewegen soll, sondern nach oben. Danach atmet man tief aus und drückt den Unterbauch so weit wie möglich nach unten. Nach dem Ausatmen atmet man vorerst nicht erneut ein, sondern hält die Luft und zieht den Unterbauch wieder nach oben, wobei gleichzeitig der Anusmuskel zusammengezogen wird. Dann den Unterbauch bei gleichzeitigem wiederholtem Ausatmen wieder nach unten drücken, so dass die Luftreste vollständig ausgeatmet werden.

Diesen Vorgang wiederholt man nach Möglichkeit mehrere Male, so dass nach einer Einatmung mehrere Ausatmungen mit entsprechenden Unterbauchbewegungen folgen.
Die Luft kommt dabei in unseren Körper und verlässt ihn immer durch die Nase. Es ist selbstverständlich, dass nach der ersten großen Ausatmung die folgenden Ausatmungen nicht so tief werden. Dennoch sollte man versuchen, diese ohne Anstrengung so tief wie möglich werden zu lassen. Es wäre optimal, nach einer Einatmung ca. 10 Ausatmungen folgen zu lassen, bevor man erneut einatmet. Anfangs wird man nur 2-4 Ausatmungen schaffen. Mit der Zeit wird sich die Anzahl allerdings steigern. Wenn man nach einigen Ausatmungen den Wunsch verspürt, erneut einzuatmen, kann man den Speichel durch die Zähne ziehen und hinunterschlucken, wodurch man noch 1-3 Ausatmungen folgen lassen kann. Dennoch ist Vorsicht geboten. Man sollte diese Übung nicht übertreiben und so heftig ausführen, dass einem schwarz vor Augen wird. Macht man diese Übung richtig, spürt man schon nach dem ersten Durchgang Wärme. Normalerweise fühlt man sich schon nach den ersten vier bis sieben Tagen mit dieser Therapie deutlich kräftiger, das Gedächtnis wird besser und die Wetterfühligkeit wird geringer. Auch kann man spüren, dass die Organe bessere Arbeit leisten.
Was noch wichtig ist: Während der Ausatmung soll man visualisieren, dass die Luft in den Unterbauch ausgeatmet wird, was die Chinesen als Bauchgehirn bezeichnen (wo sich das Sakral- bzw. Sexualchakra befindet). Während der Einatmung visualisiert man, dass die Luft durch den Solarplexus eintritt.
Dies unterstützt die Erweckung der Energie. Am Anfang sollte man vorsichtshalber zwischen den Atemzyklen eine Pause von ein bis fünf Minuten einlegen.
Später, wenn man ohne größere Anstrengung nach einer Einatmung zehn Ausatmungen schafft (in ruhigem, rhythmischem Tempo), können die Pausen auch weggelassen werden.
Während der ersten ein bis zwei Monate macht man erst einmal fünf

Atemübungen am Vormittag und fünf Atemübungen am Nachmittag. Später kann man diese Übung schrittweise verlängern auf einmal vormittags fünfzehn Minuten und einmal nachmittags fünf Minuten. Natürlich sollte man diese Übung immer nüchtern, mit leerem Bauch, machen!

Achtung!

Dieses Atmungssystem darf nicht von schwer herzkranken Menschen, Schwangeren und Menschen, die sich in der Stillzeit befinden, gemacht werden.

Andere schwer erkrankte Menschen dürfen dieses Atemsystem nur in Anwesenheit einer speziell dafür ausgebildeten Fachkraft praktizieren.

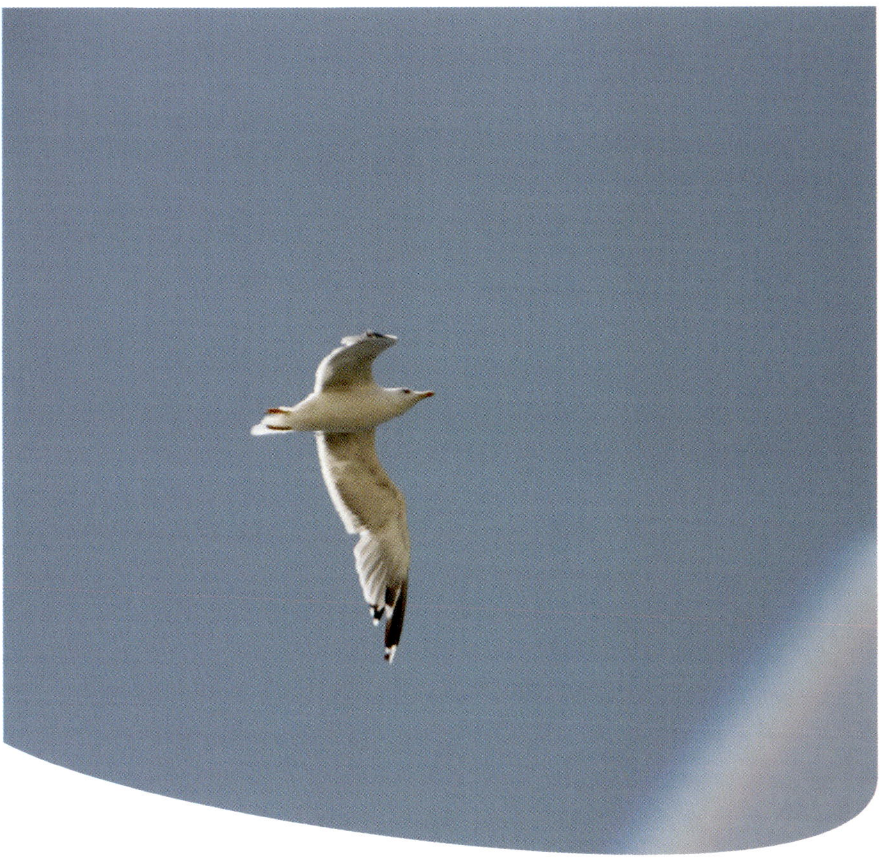

Kapitel 8

Die Regeneration des Körpers durch gesunden Schlaf

Sehr oft fühlen sich Menschen schwach, sie suchen verzweifelt nach der möglichen Ursache und irgendwie, komischerweise, kommen sie nicht auf den Gedanken, dass die wahrscheinlichste Ursache im Nachtschlaf liegen könnte.
Was könnte hier nicht in Ordnung sein?

Vieles:

- Zu viele Informationen, die erfahren wurden, sorgen für eine Überstrapazierung

- Starke Emotionen erzeugen Stress (zum Beispiel kurz vor Prüfungen, einer Hochzeit)

- Starke körperliche Schmerzen

- Hormonelle Störungen (zum Beispiel Hitzewallungen bei Frauen während der Wechseljahre)

- Durchblutungsstörungen irgendwo im Körper (zum Beispiel das Syndrom unruhiger Beine, Tinnitus aufgrund von Atherosklerose)

- Der übermäßige Genuss von Drogen, Alkohol oder anderer Suchtmittel

- Die Arbeitszeit ist möglicherweise unregelmäßig oder erfolgt in Schichten

- Chronische Unruhezustände, Depressionen, Ängste, andere psychische Störungen,...

Der Nachtschlaf wurde uns von der Natur zur optimalen Regeneration unseres Körpers geschenkt, nach einem anstrengenden Zustand des Wachseins des letzten erlebten Tages.
Der Mensch braucht einen tiefen, erholsamen Schlaf, der den Organismus auf optimale Art und Weise für die Tätigkeiten am nächsten Tag vorbereitet.

Eventuell werden Sie über die Hauptregeln für unseren gesunden, erholsamen Schlaf erstaunt sein.

- Der tägliche Nachtschlaf sollte eine Dauer von täglich mindestens sieben und maximal acht Stunden betragen.

- Optimal wäre, wenn man mit dem Kopf nach Süden schläft.

- Das Kopfkissen, die Decke, sowie die Matratze sollten keine Federn enthalten, da sich dort gerne Pilze sammeln.

- Das Kopfkissen sollte flach sein, Matratze sowie Kopfkissen müssen sich den Körperformen perfekt anpassen. Wenn man im Bett liegt, sollte die komplette Wirbelsäule horizontal aufliegen. Verschiedene Teile der Wirbelsäule werden sonst nicht mit genügend Nahrung versorgt. Dies ist aber für die Regeneration extrem wichtig. Matratzen aus Schaumstoff sind zu empfehlen, es gibt sie in verschiedenen Härtegraden. Es ist besser, wenn Matratzen keine Metalle enthalten.

Man sollte unbedingt zwischen 22:00 Uhr und 02:00 Uhr (Winterzeit) schlafen. Es spielt sonst keine Rolle, wie lange der Schlaf dauert, er wird nicht richtig erholsam sein (aus uralter ayurvedischer Erfahrung).

Es ist empfehlenswert, drei Stunden vor dem Schlafen keine Flüssigkeit mehr zu sich zu nehmen. Ebenfalls keine üppigen Mahlzeiten wie fette, gebratene oder geräucherte Lebensmittel.

Vermeiden Sie das Schauen von Krimis oder ähnlichen Sendungen oder Videos vor dem Schlafengehen. Sie führen zu unruhigem, nicht erholsamem Schlaf.

Der Schlafplatz sollte sorgfältig ausgewählt werden. Es darf keine Wasserader unter ihm verlaufen. Sie sollten dies von erfahrenen Rutengängern prüfen lassen. Aus meiner Erfahrung gibt es kein Mittel, das die negativen Auswirkungen der Wasseradern neutralisiert.
Weder Korkmatten, noch Rosenquarz oder sonst etwas, wie es oft empfohlen wird.
Nur die Position sogenannter geopathogener Zonen (Kraftlinien des Magnetfeldes der Erde) kann man bei Bedarf beeinflussen. Man muss einfach dort schlafen, wo keine Wasserader ist. Das Schlafzimmer sollte geräumig sein. Wenn möglich, für zwei Personen mindestens 16-18 m2 und eine Raumhöhe von 2,5 m. Das Schlafzimmer sollte nachts immer frisch belüftet werden. Ein gutes Schlafzimmer verfügt über ein kippbares Teilfenster (z.B. einer oberen „Klappe"). Die optimale Zimmertemperatur sollte hier zwischen 16°C und 18°C liegen. Optimal sollte die relative Luftfeuchtigkeit zwischen 40% und 45% sein. Dabei liegen die minimal und maximal erlaubten Grenzwerte zwischen 20% und 75%.

Folgende Ratschläge können Ihnen ebenfalls helfen, einen tiefen und erholsamen Schlaf zu erreichen.

8.1.
Allgemeine Ratschläge:

8.1.1.
Nehmen Sie eine halbe Stunde vor dem Einschlafen eine warme Dusche, ein warmes Vollbad oder Fußbad, die Dauer sollte 25-30 Minuten betragen.

8.1.2.
Wählen Sie die Schlafkleidung nicht zu eng. Sie sollte aus natürlichen Stoffen gefertigt sein. Sie sollte sich gut anfühlen und gesund für die Haut sein, diese Kriterien sollten ebenso für Ihre Bettwäsche gelten.

8.1.3.
Vermeiden Sie das Trinken von Kaffee oder grünem Tee nach der Mittagszeit. Dies wirkt gutem Schlaf entgegen.

8.1.4.
Rauchen gehört nicht zu den Mitteln für einen gesunden Schlaf.

8.2.
Ratschläge der russischen Volksmedizin:

8.2.1.
Ca. eine halbe Stunde vor dem Schlafen nehmen Sie täglich oder bei Bedarf 20 Tropfen Herzgespannkraut-Urtinktur (Leonurus card. Dil. Urt.)

8.2.2.

Mischen Sie 0,5 Liter roten trockenen Wein und 50 g Dillsamen. Kochen Sie diese Mischung auf kleiner Flamme im geschlossenen Topf für 15-20 Minuten. Danach eine Stunde in Wärme ziehen lassen. Man sollte dafür den Topf am besten mit einer Decke umwickeln, danach abgießen und anschließend in einem Glasgefäß im Kühlschrank aufbewahren. Trinken Sie davon ca. 50 ml zimmertemperiert vor dem Schlafen.

8.2.3.

Lösen Sie in einem Glas mit lauwarmem Wasser (nicht wärmer als 35°C!) einen Esslöffel Honig und eine Messerspitze Ingwerpulver auf und trinken dies abends ca. eine Stunde vor dem Schlafen.

8.2.4.

Mischen Sie zwei Esslöffel Honig mit einem halben Glas Zitronensaft und drei Esslöffeln klein gemahlenen Walnüssen und nehmen Sie es abends zu sich.

8.2.5.

Einen halben Teelöffel Wermutkraut und einen Teelöffel Heidekraut mit einem Glas kochendem Wasser übergießen, 20 Minuten ziehen lassen und filtern. Trinken Sie bitte 3-4x am Tag ¼ Glas vor dem Essen und dazwischen.

8.2.6.

Zwei Esslöffel Hanfsamen mit einem Glas kochendem Wasser überbrühen, 30-40 Minuten ziehen lassen, nicht filtern! Man sollte diesen Tee immer warm trinken, täglich zwei Wochen lang oder bei Bedarf, wenn die Schlaflosigkeit ab und zu kommt. Trinken Sie diesen Tee wie folgt: das erste Mal ein halbes Glas zwei Stunden vor dem Schlafengehen, das zweite Mal den Rest des Tees inklusive der Hanfsamen eine Stunde vor dem Schlafen.

8.2.7.

Mischen Sie je vier bis fünf Tropfen von Herzgespannkraut-, Pfefferminz-, Baldrian- und Eukalyptustinkturen und trinken Sie diese Mischung ca. 20-30 Minuten vor dem Schlafen.

8.2.8.

Zerkleinern Sie eine halbe Bio-Zitrone mit Schale und überbrühen Sie sie mit 100 ml kochendem Wasser, 5 Minuten ziehen lassen. Geben Sie 100 ml frischgepressten Orangensaft und 1 Teelöffel trockenen Weißwein hinzu. Trinken Sie ca. eine halbe Stunde vor dem Schlafen ½ -1 Glas von dieser Mischung.

8.2.9.

Trinken Sie vor dem Schlafen ein Glas warme, abgekochte Milch mit zwei Esslöffeln Honig.

8.2.10.

Mischen Sie morgens einen Teelöffel Haferflocken und einen Teelöffel Mohnsamen, überbrühen Sie diese mit 100 ml kochendem Wasser. Lassen Sie diese Mischung bis zum Abend in einem geschlossenen Gefäß ziehen. Nehmen Sie sie dann ca. ½ Stunde vor dem Schlafen lauwarm zu sich.

8.2.11.

In einem Glas lauwarmem Wasser (25-30°C) ½ Teelöffel Honig, 1/8 Teelöffel Salz (Kochsalz ,Steinsalz oder Meersalz) und 1–2 Teelöffel Kokosöl auflösen. Ca. ½ Stunden vor dem Schlafen dieses Getränk trinken.

8.2.12

In Russland nennt man die folgende Methode “4-5-8 Methode“. Führen Sie sie direkt vor dem Einschlafen durch. Legen Sie sich auf den Rücken oder in die bequeme Seitenlage. Atmen Sie 4 Sekunden durch die Nase ein, legen Sie eine Atempause von 5 Sekunden ein und atmen Sie dann 8 Sekunden lang durch die Nase aus. Wiederholen Sie die so beschriebenen Atemzyklen, bis Sie einschlafen.

8.3.
Nutzen der Homöopathie auf diesem Gebiet!?

Aus meiner Erfahrung empfehle ich hier einige ausgewählte homöopathische Mittel:

8.3.1.
Bei Schlafstörungen aufgrund des Syndroms „unruhiger Beine“ kann Folgendes helfen:
„Zincum metallicum Globuli C 30“. Dieses Mittel kann man täglich einnehmen. Lassen Sie fünf Globuli unter der Zunge, eine halbe Stunde vor dem Schlafen zergehen.

8.3.2.
Bei Alpträumen und Schlafstörungen aufgrund von erlebtem Schock kann man homöopathisches Opium empfehlen, zum Beispiel „Opium Globuli C 200“. 5 Globuli unter der Zunge ca. eine halbe Stunde vor dem Schlafen zergehen lassen, einmal pro Woche, drei bis vier Monate lang.

8.3.3.
Für Kaffeesüchtige, die nachts wach sind, empfehle ich, den Kaffee nur morgens zu trinken. Abends lassen Sie 5 Globuli des homöopatischen Mittels „Coffea Globuli C 30“ unter der Zunge eine halbe Stunde vor dem Schlafen zergehen.

8.3.4.
Den Schlaf von überempfindlichen Personen kann man durch die tägliche Einahme von „Nux vomica Globuli C 30“ verbessern. Lassen

Sie 5 Globuli eine halbe Stunde vor dem Schlafen unter der Zunge zergehen.

8.3.5.

Allgemein kann der Schlaf durch „Zincum Valerianicum Globuli C 200“ verbessert werden. Dieses Mittel kann man ein bis zweimal pro Woche einnehmen, je 5 Globuli unter der Zunge eine halbe Stunde vor dem Schlafen zergehen lassen.

8.4.

Was empfiehlt die Wissenschaft?

8.4.1.

Ich kann die Meinung jener Wissenschaftler nur bestätigen, die für einen besseren Schlaf und dazu noch für einen besseren allgemeinen Gesundheitszustand raten, mehr natürliche Säuren zu sich zu nehmen. Ich möchte Ihnen hier den Ratschlag von Dr. D.C. Jarvis aus Amerika weitergeben. Er empfiehlt für eine bessere Schlafqualität, jeden Tag pausenlos zwei Gläser zimmertemperiertes Wasser zu trinken. Das eine morgens, das andere abends je vor dem Essen. Geben Sie in jedes dieser Gläser einen Teelöffel festen, unbehandelten Honig sowie zwei Teelöffel Apfelessig.

8.4.2.

Ich finde auch, dass folgender Ratschlag von Forschern sehr wirksam ist, in dem geraten wird, vier Aminosäuren einzunehmen, nämlich Arginin, Glutamin, Ornithin und Carnitin. Mit Hilfe dieser Aminosäuren wird das schlafhemmende Zellgift Ammoniak, welches bei der Proteinverdauung entsteht, abgebaut. Dies geschieht so auf natürlichem Weg und ohne Nebenwirkungen. Die Dosierung hängt in diesem Fall von den einzelnen Essgewohnheiten und der Konstitution des Menschen ab. Am besten testen Sie es selbst aus. Der gesunde Schlaf setzt mit Hilfe dieser Methode normalerweise nach einigen Wochen ein.

Allgemein kann man hier zum Beispiel folgende Nahrungsergänzungen empfehlen: „Euramin RELAX“ oder „Juvel-5 (s-balance)“. Probieren Sie erst einmal die eine und dann die andere nach vorgeschriebener Dosierung (diese steht auf dem Produkt) aus.

8.5.

Es folgen ein paar Rezepte aus eigener Küche:

8.5.1.

Bereiten Sie folgende Kräuter-Mischung zu :

Herzgespannkraut 20%;
Helmkraut 15%;
Baldrianwurzel 10%;
Passiflorablüten 15%;
Melisseblätter 15%;
wilde Weidenröschen 15 %;
Dostkraut (Oreganum L.) 10%

Diese Kräutermischung kann als Tee zubereitet werden.
Täglich 1,5 Esslöffel dieser Kräutermischung mit 300 ml kochendem Wasser überbrühen, 20 Minuten ziehen lassen und absieben. Abends vor dem Essen oder ca. eine halbe Stunde vor dem Schlafen lauwarm trinken.

8.5.2.

Man kann die Kräutermischung aus 8.5.1. auch auf andere Art und Weise nutzen.
Besorgen Sie ein Glasgefäß mit dem Fassungsvermögen von einem Liter. Bis zu 1/3 des Volumens füllen Sie in das Gefäß die Kräutermischung, dann füllen Sie das Gefäß mit rotem, trockenem Rotwein auf. Lassen Sie die Mischung im Schrank für einen Monat ziehen. Danach filtern Sie sie. Abends, ca. eine halbe Stunde vor dem Schlafen ein bis drei Esslöffel davon zu sich nehmen. Täglich oder nach Bedarf.

8.5.3.

Sie können auch das fertige pflanzliche Mitel „N-Assist“ einnehmen. Täglich oder nach Bedarf je zwei bis drei Kapseln vor dem Abendessen.

Dieses Kapitel möchte ich mit einer uralten, östlichen Weisheit abschließen:
„Das Altern beginnt mit Schlaflosigkeit“.

Kapitel 9

Allergien, der unsichtbare Feind

Man kann zur Zeit leider sagen, dass fast jeder Mensch, laut Statistik jeder fünfte Mensch auf Erden und in Europa sogar jeder zweite Mensch, mehr oder weniger allergische Erscheinungen aufweist. Diese sind bei vielen nicht nur in der Lage, die Lebensqualität negativ zu beeinflussen, sondern sogar die Lebenszeit zu verkürzen. Es geht hier oft nicht nur um schwer zu ertragende Symptomatiken oder lebensgefährliche Zustände (z.B. anaphylaktischer Schock oder allergisches Asthma,...), sondern auch um den negativen Einfluss von allopathischen Mitteln mit ihren bekannten schweren Nebenwirkungen, der Medikamente, die die Schulmedizin zur Behandlung von Allergien einsetzt.
Das ist der Grund, warum meiner Meinung nach das Thema dieses Kapitels für dieses Buch notwendig ist.

Wir kommen in unserem Leben früher oder später an den Punkt, wo es Zeit wird, an den Ort zurückzukehren, von dem man gekommen ist.

Diese Weisheit passt im Übrigen auch zu denen, die nicht nur nach dem Sinn des Lebens, sondern etwas viel Pragmatischerem suchen, nämlich einem Weg, sich von Allergien zu befreien.

Eine Allergie ist eine sehr pfiffige Krankheit, man muss oft viel wissen und viel Geduld haben, bis man den Ort im Körper findet, an dem sie sich versteckt hält. Erst dann kann man sie dort raus holen.
Es ist zu empfehlen, den Grund zu suchen, warum man unter einer Allergie leidet, zum Beispiel von dem Zeitpunkt an, als Ihre Mutter

noch nicht mit Ihnen schwanger war.
Ob sie selbst gegen irgendetwas allergisch war, ob sie Amalgan in den Zähnen hatte, ob sie während der Schwangerschaft irgendwelche alopathischen Medikamente genommen hatte.
Lassen Sie auch Ihren Vater nicht außer Acht. Bringen Sie in Erfahrung, ob Ihr Vater, bevor er Sie zeugte, schwer krank war und ggf. schädliche Medikamente einnahm. Hat er ggf. in einem gesundheitsschädlichen Betrieb gearbeitet? Bei der Behandlung von Allergien sollte man immer wieder zurückschauen, um die Quelle dieser Krankheit zu finden, um sie dann beseitigen zu können. Man muss analysieren, wann und wie die Allergie zum Vorschein kam. Was man am Tag zuvor gemacht hat, wo man war, was man gegessen hat. Man muss also immer auf die ganze Palette schauen.
So sollte die Vorgehensweise sein, wenn es um die gründliche Behandlung von Allergien geht.

Bevor wir weiter über die Behandlung von Allergien reden, versuche ich erst einmal zu definieren, um was für eine Krankheit es sich hier überhaupt handelt.

Der Begriff „Allergie“ kommt aus dem Altgriechischen und bedeutet „die Fremdreaktion“. Zum ersten Mal wurde er 1906 von dem Wiener Kinderarzt „Freiherr Clemens von Pirquet“ verwendet.

Er hat damit die „veränderte Fähigkeit des Körpers auf eine fremde Substanz zu reagieren“ gemeint.

Die moderne schulmedizinische Erklärung klingt laut Wikipedia so:
„Als Allergie wird eine überschießende Abwehrreaktion des Immunsystems auf bestimmte und normalerweise harmlose Umweltstoffe (Allergene) bezeichnet, die sich in typischen, oft mit entzündlichen Prozessen einhergehenden Symptomen äußert.“

Die Auslöser von Allergien sind laut schulmedizinischen Erklärungen (Wikipedia) – Allergene.
„Allergene sind jene Antigene, gegen die sich die fehlgeleitete Immunantwort, die jeder Allergie zu Grunde liegt, richtet…“

Schulmedizin, Alternativmedizin und Volksmedizin (auch die russische) sind sich hier in manchem Sinn einig. Zu den Auslösern von Allergien gehören: die Umweltverschmutzung, parasitäre Erkrankungen, der Klimawandel, der Genuss von Lebensmitteln, welche im eigenen Klima nicht wachsen oder auch der Genuss von Lebensmitteln, welche gespritzt oder bestrahlt wurden, die Störungen der Darmflora aufgrund von verabreichten Antibiotika und anderen allopathischen Medikamenten, die Schwermetallbelastung, zum Beispiel von Amalgamplomben in Zähnen.

Die Alternativmedizin hat behauptet, dass nachweislich zu den Auslösern von Allergien auch Herpesviren gehören. Laut der Mikroimmuntherapie gelten Herpesviren als Hauptauslöser von Autoimmunerkrankungen inklusive Allergien. Ebenfalls als Auslöser gelten Impfgifte, künstliche Aromastoffe, Aspartam, Glutamat, Konservierungsmittel, … .
Die aus Erfahrung sprechende Volksmedizin erklärt den Hauptgrund für diese Überreaktion des Körpers nicht detailliert. Sie führt die Überreaktion auf eine allgemein ungesunde Lebensführung zurück, die zu Verschmutzung des Verdauungstraktes und später zur Verschmutzung des gesamten Organismus führt.

Meine Erfahrung zeigt mir, dass die weisen Heiler aus alten Zeiten mit solchen Aussagen in vielen Fällen Recht hatten.

Wie äußert sich eine Allergie? Welche Symptome sind typisch für diese Krankheit?

Dazu kann man sehr viel sagen:

- Verschiedene Irritationen der Haut wie juckende Pickel, Flecken an verschiedenen Körperteilen, Ekzeme, Neurodermitis, Psoriasis, Nesselsucht, Ödeme, zum Beispiel Quincke-Ödem, Juckreiz, aber auch Konjunktivitis und allergischer Husten, Asthma, Heuschnupfen, Nießanfälle, das Gefühl, Sand in den Augen zu haben und viele mehr.

- Verschiedene Lebensmittelunverträglichkeiten äußern sich zum Beispiel in Verschleimung, Übelkeit, Verdauungsstörungen, Muskelschwäche, Gelenkschwellungen sowie Entzündungen. Zum Beispiel leiden Menschen, die Konservierungsstoffe einnahmen, öfter unter Problemen der Kniegelenke.

- Psychische Probleme wie Depressionen, Agressivität, Schlafstörungen u.v.a..

- Frauen bekommen mit ihrer Periode Probleme. Sie leiden unter dem schmerzhaften prämenstruellen Syndrom (PMS). Ihre Periode dauert unterschiedlich lang, sie bekommen Zwischenblutungen oder die Periode bleibt gänzlich aus – Amenorrhoe.

- Es kann zu unangenehmem Körpergeruch, zu Haarausfall, Appetitlosigkeit, unangenehmem Mundgeruch oder auch zu mangelnder körperlicher Ausdauer kommen.

Wann kann im Kampf gegen Allergien die russische Volksmedizin helfen? Genau dann, wenn der Körper bewusst oder unbewusst so verschmutzt ist, dass er auf einige oder mehrere Reize falsch oder zu kräftig reagiert, als wäre er betrunken oder vergiftet.

Glauben Sie mir, viele Arten von Allergien kann man mittels verschiedener Reinigungsmethoden aus der Volksmedizin heilen.
Dies gilt im Besonderen für Hautkrankheiten.

Das Wichtigste dabei ist die Reinigung des Dickdarms. Diese führen Sie am besten mit speziellen Kaffee-Einläufen durch.

9.1.
Siehe hierzu in Band 2 - Kapitel 4 (Rezept 4.3).

9.2.
Leberreinigungen sind auch in der Lage, viele Allergieerscheinungen zu heilen, im Besonderen die tiefe Reinigungsmethode der Leber. Siehe hierzu in Band 2 die Rezepte 4.4.5. und 4.4.6..
Sie sind allerdings ziemlich anstrengend und häufiger als bei anderen Methoden mit Komplikationen, oder in anderen Worten, mit Erstverschlimmerungen von Symptomen verbunden.

9.3.
Auch die Reinigung der Nieren, zum Beispiel nach den Rezepten 4.5.2. und 4.5.4., können bei der Behandlung von Allergien sehr nützlich sein.

9.4.
Am Anfang der Allergiebehandlung bei Hautproblemen, aber auch bei der Behandlung anderer Allergieerkrankungen, empfehle ich normalerweise, so lange ich nichts anderes austeste, folgende Diät. Selbstverständlich darf man die Dinge, die nicht verboten sind, essen.

- Außer Knoblauch und Ingwer darf man keine scharfen Gewürze essen. Dazu zählen Pfeffer, Chili, Peperoni oder auch für uns exotische Gewürze wie z.B. Curry u.v.m..

- Außer Zitronen sind keine Zitrusfrüchte erlaubt!

- Erdnüsse und Haselnüsse sind verboten!

- Erdbeeren und Himbeeren, alle Marmeladen, Kuchen sowie Gebäck mit Marmeladen sollte man meiden!

- Bitte keine Paprika und keine fertigen Soßen!

- Kein Rotwein!

- Essen Sie nur heimische Obst, und Gemüsesorten!

Dieses Verbot ist nicht für ewige Zeiten gedacht. Wenn der Zustand der Betroffenen sich während der Behandlung normalisiert, kann man vorsichtig, aufmerksam und EINZELN verbotene Lebensmittel wieder in den Speiseplan aufnehmen und schauen, welche man verträgt.

9.5.

Leider sind nicht alle von Allergien betroffenen Menschen begeistert, Einläufe zu machen. Dies gilt im Besonderen für die Menschen in Westeuropa. Das Schlucken von Kortisontabletten ist natürlich um ein Vielfaches einfacher.

Nicht viele wollen wissen, wie schwer die Folgen für ihre Gesundheit nach der Kortisoneinnahme sein können.
Ich spreche hier nicht über lebensgefährliche allergische Reaktionen. Bei diesen vergleichsweise seltenen akuten Fällen kann die Gabe von Kortison lebensrettend sein.

Nicht allen ist bekannt, dass die längere Einnahme von Kortison die Gelenke zerstört und die Wirbelsäule sowie das Bindegewebe schwächt. Der Mensch beginnt schnell zuzunehmen, läuft Gefahr, an Diabetes zu erkranken. Des Öfteren kommt es zu einer Zeugungsunfähigkeit bei Männern, die Arbeit des Magens wird zerstört, der Blutdruck steigt und, und, und,… .

Deswegen ist es sehr sinnvoll, dass ich Ihnen von anderen Methoden berichte. Methoden der natürlichen Volksmedizin, mit denen Sie in der Lage sein werden, Ihren Körper auch ohne Einläufe zu reinigen.
Bei längerer Anwendung können Sie Ihre Allergien so heilen.

Ergänzend zu Kapitel 4 in Band 2 möchte ich Ihnen hier von drei sanften Methoden der Körperreinigung mittels vergorener Getränke erzählen.

Die erste Methode wurde von Herrn Dr. B. W. Bolotow, die zweite Methode von seinem Schüler Herr G. Pogoszew und die dritte, die stärkste, wieder von Herrn Dr. B. W. Bolotow entwickelt.

9.6.

Geben Sie in ein Glasgefäß mit einem Fassungsvermögen von 3 Litern 30-40 ungeschälte Kastanien. Dazu geben Sie ein Glas Puderzucker, ein halbes Glas Molke oder einen Esslöffel nicht pasteurisierte saure Sahne, füllen Sie dann das Gefäß mit Wasser auf. Danach bedecken Sie die Öffnung des Gefäßes bitte mit mehreren Schichten Mull und lassen die Mischung bei Zimmertemperatur (25-35°C) für zwei Wochen gären. Entfernen Sie bitte jeden zweiten bis dritten Tag mit einem Holzlöffel den Schimmel, der sich auf der Oberfläche bildet.
Das fertige Getränk kann man sowohl im Kühlschrank, als auch bei Zimmertemperatur aufbewahren. Trinken Sie davon 2–3x pro Tag je 100 ml vor dem Essen oder dazwischen.

Nachdem Sie von dem Getränk getrunken haben, geben Sie 1-2 Esslöffel Puderzucker in das Glasgefäß und ergänzen die Mischung mit der Menge an Wasser, die Sie zu sich genommen haben.
Am nächsten Tag nehmen Sie wieder von dem Getränk und ergänzen es danach in gleicher Weise wie vorab.
Sie können so 3-4 Wochen verfahren, ohne die Kastanien zu wechseln.
Nach drei bis vier Wochen setzen Sie das Getränk neu an.
Eine Kur kann 1,5-2 Monate dauern. Danach legen Sie bitte eine zweiwöchige Pause ein.
Dieses Getränk verdünnt übrigens das Blut sehr gut und kann Ihnen gut bei Thrombophlebitis helfen.

9.7.

Nehmen Sie 5 Esslöffel zerkleinerte Kiefernnadeln, 1 Esslöffel Hagebutten und 1 Esslöffel Zwiebelschale. Geben Sie die Zutaten in einen Topf zusammen mit einem Liter Wasser und bringen Sie diese Mischung zum Kochen. Lassen Sie sie für weitere 5 Minuten kochen. Danach abkühlen und ergänzen Sie die Mischung bitte mit zwei Litern Wasser, einem Glas Puderzucker und einem Esslöffel saurer Sahne.
Verfahren Sie wie mit dem Getränk unter Punkt Nr. 9.6. und lassen es bei Zimmertemperatur gären. Bewahren Sie es danach im Kühlschrank auf.
Dieses Getränk nennt man in Russland „Kwas“. Trinken Sie bitte ein Glas morgens auf nüchternen Magen. Lassen Sie es vorher auf Zimmertemperatur aufwärmen.
Eine Heilkur dauert ebenfalls 1,5-2 Monate, genau wie bei dem vorher erwähnten Getränk aus Kastanien.

9.8.

Gießen Sie in ein Glasgefäß mit dem Fassungsvermögen von drei Litern 2,25 Liter sauberes Trinkwasser. Lösen Sie dann darin ein Glas Puderzucker sowie einen Esslöffel nicht pasteurisierte saure Sahne auf. Geben Sie dann zu der Lösung ein halbes Glas Schöllkraut in trockener

oder frischer Form. Am besten geben Sie das Schöllkraut in ein Mullsäckchen und beschweren es mit einem Stein.
Den Hals des Gefäßes bedecken Sie mit drei Schichten Mull. Dieses Kwas läßt man für zwei Wochen bei Zimmertemperatur in Dunkelheit gären. Jeden zweiten bis dritten Tag entfernen Sie bitte den sich bildenden Schimmel vorsichtig mit einem Holzlöffel. Sollte Ihnen etwas davon auf den Boden des Gefäßes sinken, filtern Sie es bitte durch.
Nach zwei Wochen können Sie 1 Liter und ca. 100 ml des fertigem Kwas entnehmen.
Gießen Sie danach in das 3-Liter-Glasgefäß einen Liter Wasser und ergänzen dies mit 1/3 Glas Puderzucker.
Nach drei Tagen ist das Kwas erneut fertig.
Ohne das Kraut zu wechseln kann man so für 2 Monate verfahren.
Dieses Kwas wird in kleinen Dosen getrunken. Dreimal einen Esslöffel pro Tag, 30 Minuten vor dem Essen.
Bei Verträglichkeit kann die Dosis langsam vergrößert werden.
Eine heilende Kur dauert sechs Wochen. Legen Sie dann bitte eine Pause von einem Monat ein.
Es ist bekannt, dass das Naturheilmittel „Schöllkraut“ bei Überdosierung giftig sein kann.
Herr Dr. B.W. Bolotow, der weltbekannte Wissenschaftler und Naturheiler, hat festgestellt, dass bei Gärung die Giftstoffe aus dem Schöllkraut im Kwas entfernt werden. Dadurch hat dieses Kwas keine Nebenwirkungen.
Nur bei akuter Leukose, Schwangerschaft und in der Stillzeit darf man es nicht einnehmen. Ansonsten kann dieses Kwas bei vielen Krankheiten, auch bei schweren wie Allergien in kompliziertesten Formen, Hautkrebs, Colitis Ulcerosa und anderen hilfreich sein.

9.9.

Auch Lehm kann die für Allergien verantwortlichen Giftstoffe sanft binden und aus dem Körper ausleiten. Besonders effektiv ist Blaulehm, grüner oder weißer Lehm kann aber auch verwendet werden.

Man sollte während der Reinigung, die mehrere Monate dauern kann, täglich ein Glas Lehmwasser trinken. Mischen Sie dafür jeden Abend ein Glas Wasser mit einem Teelöffel Lehm. Lassen Sie die Mischung über Nacht bei Zimmertemperatur stehen und trinken dies am nächsten Morgen auf nüchternen Magen. Trinken Sie nur das durchsichtige Wasser aus diesem Glas.

Man kann den Körper auch über die Haut von den allergieauslösenden Giftstoffen befreien. Gleichzeitig kann man dadurch auch Hautkrankheiten heilen. Es funktioniert mittels Bädern mit den Auszügen von Heilkräutern. Man nennt dies Balneotherapie. Bei Hautallergien wirken zum Beispiel sehr gut Vollbäder mit Auszügen aus Walnussblättern.

9.10.
Für ein Bad mit ca. 200 Litern nimmt man sechs Esslöffel getrocknete Walnussblätter. Man übergießt sie mit zwei Litern kochendem Wasser, lässt es zehn Minuten kochen, zwei Stunden ziehen, absieben und gießt es in die Badewanne. Geben Sie vier bis sechs Esslöffel Olivenöl hinzu. Das Wasser sollte am Boden des Bades 39°C-39,5°C betragen, die Badedauer 30 Minuten.
Dieses Bad sollten Sie zwei- bis dreimal pro Woche nehmen. Eine Kur beinhaltet die Anwendung von 40 Bädern.

Es gibt einige Heilkräuter, welche bei längerer Anwendung in einem Zeitraum von 0,5–3 Jahren eine gute Erfolgsquote beim Heilen aller Arten von Allergien aufweisen. Alles, was man braucht, ist Geduld, Konsequenz und Disziplin. Klassisch gesehen ist die Heilung von Allergien nach einer tiefen Darm-, Leber- und Nierenreinigung zu empfehlen, siehe dazu in Band 2 Kapitel 4.

Wie Sie vermutlich schon herauslesen konnten, ist es empfehlenswert, die Heilung von schweren Allergien in Schritten durchzuführen.

Noch einmal ganz deutlich:

DER ERSTE SCHRITT – Die Analyse.
Man versucht festzustellen, was die Allergie ausgelöst hat, wann sie zum ersten Mal auftrat. Man kann auf diese Weise oft den Grund für die Allergie feststellen und sie so besser und gezielter bekämpfen. Wurde sie durch eine Impfung ausgelöst, durch eine Operation, den Kauf eines Haustieres, eine Behandlung mit Antibiotika, ein neues Waschmittel und so weiter.

SCHRITT ZWEI - Die Reinigung.
Der Sinn dieses Schrittes liegt in der Befreiung des Körpers von Giften und Parasiten, welche die Allergie ausgelöst haben.
Tiefe Reinigungsmethoden sind für Menschen mit einem kräftigen Organismus gedacht, da sie manchmal starke „Erstverschlimmerungen" auslösen können. Man nennt dies auch Reinigungskrisen. Für kleine Kinder, geschwächte oder ältere Leute empfehle ich, den Körper sanft mit entsprechenden Diäten, mittels Homöopathie, Heilkräutern oder Ähnlichem zu reinigen. So wird ihr Organismus desensibilisiert. Im Allgemeinen kann diese Heilung so aber deutlich länger dauern.
Über eine Diätkorrektur, die zum ersten Schritt gehört, wurde schon berichtet.
Des weiteren erkläre ich nun, wie man noch zwei weitere Behandlungsschritte mit Heilpflanzen durchführen kann.

9.11.

Zu den Hauptheilpflanzen gehören hier unter anderem „Wasserlinsen" (Lemna minor Lat.). Hildegard von Bingen hat über ihre blutreinigenden Eigenschaften berichtet und das berühmte Wasserlinsen-Elixier entwickelt. Sie können Wasserlinsen auch selbst in stehenden Gewässern sammeln. Man kann sie frisch verwenden oder im Schatten oder im Ofen trocknen lassen. Nach dem Trocknen kann man sie direkt benutzen oder auch erst in der Kaffeemühle pulverisieren, um sie dann in Pulverform zu verwenden.

Es folgen hier einige ausgewählte Rezepte, wie man Allergien mit der Kraft von Pflanzen heilen kann. Sie stammen von dem bekannten Heiler A. Malovitschko aus Weiß-Russland.

9.12.

Mischen Sie ein Glas frische Wasserlinsen mit 0,5 Liter Wodka (Alkoholgehalt 40%), lassen Sie es für zwei bis drei Tage im Licht stehen und anschließend vier Wochen in Dunkelheit ziehen, danach filtern Sie es. Nehmen Sie eine Woche lang täglich vor dem Essen 20 Tropfen mit 50ml Wasser. In der zweiten Woche nehmen Sie 30 Tropfen, in der dritten Woche 40 Tropfen, ab der vierten Woche 50 Tropfen und so weiter, bis die ganze Tinktur aufgebraucht ist. Für Kleinkinder geben Sie besser Wasserlinsen in Pulverform mit Honig im Verhältnis 1:2, einen Teelöffel des Gemischs mit Wasser dreimal pro Tag, vor dem Essen.

Mit Wasserlinsen kann man unter anderem auch Nesselsucht oder Vitiligo erfolgreich behandeln.

9.13.

Täglich ein bis zwei Esslöffel kleingeriebene Sellerieknolle mit 200 ml kochendem Wasser überbrühen und über Nacht in der Thermoskanne ziehen lassen. Am nächsten Morgen diesen Tee noch fünf Minuten auf kleiner Flamme kochen lassen, filtern und schluckweise über den Tag verteilt lauwarm trinken. Oder nehmen Sie frischgepressten Saft aus der Sellerieknolle 3x 1-2 Teelöffel pro Tag 30 Minuten vor dem Essen ein.

9.14.

Bei besonders schweren Allergieverläufen empfiehlt
Herr A. Malovitschko folgenden Behandlungsplan:

1. Nehmen Sie zwei Monate lang 40 Tropfen Baldrian-Urtinktur mit einem Esslöffel Wasser 30 Minuten vor dem Essen.
2. Zwei Monate lang Wasserlinsentinktur einen Teelöffel dreimal am Tag mit Wasser vor dem Essen.
3. Trinken Sie 3 Jahre lang ohne Pause täglich zwei Tassen Tee aus Zweizahnkraut. Zubereitung: einen Teelöffel des Krauts mit einer Tasse (200-250 ml) kochendem Wasser übergießen. 30 Minuten ziehen lassen und filtern.

Stellen Sie sich Ihre „Allergie-Salbe“ selbst her!
Nehmen Sie dazu sechs Teelöffel Zweizahnkraut-Tinktur. Diese geben Sie in ein dunkles Glasgefäß. Dann füllen Sie das Gefäß zur Hälfte mit Zweizahnkraut und zur anderen Hälfte mit Wodka (40% Alkoholgehalt) auf.
Lassen Sie es verschlossen für zwei Wochen im Schrank ziehen. Filtern Sie es dann mit Hilfe eines Kaffeefilters oder Watte.
Mit 12,5 g Lanolin gründlich vermischen, danach genauso gründlich mit 12,5 g Vaseline mischen.
Wenden Sie die Salbe so lange an, bis die allergischen Hauterscheinungen verschwunden sind.

9.15.

Hier ein weiteres gutes Volksrezept für die Behandlung von Allergien: Man nimmt einen Esslöffel zerkleinerte Brennesselblätter, einen Esslöffel kleingeschnittene Hopfenzapfen und einen Teelöffel frische Wasserlinsen. Diese Kräutermischung überbrüht man mit 400 ml kochendem Wasser. Danach lassen Sie den Tee 30 Minuten in der Thermoskanne ziehen. Trinken Sie den gefilterten Tee viermal am Tag je 100 ml 30 Minuten vor dem Essen oder dazwischen. Eine Kur dauert einen Monat lang, nach einer einwöchigen Pause kann man die Kur wiederholen.

9.16.

Zu den Hauptpflanzen in Russland, die in der Lage sind, Allergien zu heilen, gehören außer Wasserlinsen und Zweizahnkraut auch Pfingstrose, Schafgarbenkraut und Schöllkraut (bei Überdosierung kann es giftig wirken!). Etwas schwächer, jedoch ebenfalls in der Lage, Allergien zu heilen, sind Löwenzahn, Hopfen, Schwarzer Rettich, Wermutkraut, Brennessel, Himbeerwurzel, Zinnkraut, Kornblumen, das Kraut der Stiefmütterchen, Ringelblumenblüten, Aloe Vera, Eichenrinde, Pfefferminze, schwarze Johannisbeerenblätter,… .

Ich empfehle hier ein sehr einfaches Rezept:

Einen Teelöffel Pfingstrosenwurzel-Pulver mit Wasser ca. 30 Minuten vor dem Essen einnehmen. Dreimal pro Tag für Erwachsene (für Kinder einmal pro Tag) drei Wochen lang täglich einnehmen. Es folgt eine Woche Pause. Wiederholen Sie es in der Art drei- bis fünfmal.

Bei Heuschnupfen ist es auch zu empfehlen, Pfingstrosenwurzel-Urtinktur (Paeonia officinalis oder Paeonia anomala Lat.) 3x40 Tropfen pro Tag, ca. 30 Minuten vor dem Essen einzunehmen.

9.17.

Allerdings kann man Allergien auch mit fertigen pflanzlichen Mitteln behandeln. In Kapselform gibt es „Caweg1 pro", welche als Hauptbestandteil die Wurzel der Pfingstrose enthalten. Zur Verstärkung sind sie mit Ziestkraut und Katzenkralle ergänzt. Nehmen Sie dreimal eine Kapsel pro Tag, ca. eine halbe Stunde vor dem Essen.

Auch eine sehr gute Wirkung können Sie beim Kampf gegen Allergien mit den pflanzlichen Mitteln „Aleo Plus" (besteht aus Schafgarbenkraut, Süßholzwurzel und Tragant) sowie „Caweg 2 pro" (besteht aus Pfingstrose, Schafgarbenkraut und Süßholzwurzel) erzielen. Diese beiden Mittel werden wie „Caweg1 pro" dosiert.

9.18.

Tee mit Schafgarbenkraut:

Täglich zwei Esslöffel des Krauts mit einem halben Liter kochendem

Wasser überbrühen, eine halbe Stunde in der Thermoskanne ziehen lassen, abgießen, in drei Teile teilen und je einen Teil eine halbe Stunde vor dem Essen lauwarm trinken.

9.19.

In Russland ist folgendes Rezept sehr bekannt:
Einen Teelöffel Schöllkraut (bei Überdosierung kann es giftig sein!) für Erwachsene mit zwei Gläsern kochendem Wasser übergießen, fünfzehn Minuten ziehen lassen, filtern und morgens sowie abends zweimal einen Esslöffel vor dem Essen einnehmen.
Den Tee im Kühlschrank aufbewahren, trinken Sie ihn jedoch im lauwarmen Zustand. Wenn der Tee aufgebraucht ist, sollte man zwei Wochen Pause machen. Äußerlich hilft Schöllkraut-Tinktur oder auch wässrige, mit Kochsalz gesättigte Schöllkrautsaftlösung sehr gut.

9.20.

Auch Tee aus Wurzeln der wilden Himbeere zeigt gute Ergebnisse. Graben Sie im Herbst die Wurzel von wilden Himbeerpflanzen aus, trocknen Sie diese im Schatten, zerkleinern Sie sie und trinken davon täglich lauwarm dreimal 1/3 Glas Tee vor dem Essen. Lassen Sie pro Tag einen Teelöffel der Wurzel mit 300 ml kochendem Wasser zehn Minuten auf kleiner Flamme kochen. 30 Minuten ziehen lassen und abseihen.

9.21.

Folgender Kräutertee kann Sie ebenfalls vor allergischen Reaktionen retten. Nehmen Sie drei Esslöffel Kornblüten, einen Esslöffel Ringelblumenblüten, einen Teelöffel Löwenzahnsaft und 300 ml kochendes Wasser. Zerkleinern Sie die Blüten und überbrühen Sie sie mit kochendem Wasser. Danach zehn Minuten kochen lassen, 30 Minuten auf Zimmertemperatur abkühlen lassen, filtern und mit dem Löwenzahnsaft vermischen. Man sollte davon zweimal einen Esslöffel zwischen den Mahlzeiten einnehmen.

9.22.
Bei allergischem Juckreiz der Haut kann man Tee aus Bohnenschalen empfehlen. Übergießen Sie einen Teelöffel getrocknete Bohnenschalen mit einer Tasse kochendem Wasser, fünfzehn bis zwanzig Minuten ziehen lassen, abgießen. Am Tag zwei bis vier Tassen von diesem Tee trinken.

9.23.
Gegen Hautjuckreiz kann auch folgende Salbe hilfreich sein.
Mischen Sie dafür im Verhältnis 1:1:1 Lanolin, Olivenöl und destilliertes Wasser.

9.24.
Bei Neurodermitis, Psoriasis und allergischer Dermatitis kann sich eine Behandlung mit Aloe-Emulsion als sehr hilfreich erweisen. Zur Vorbereitung müssen erst einmal frische Aloe-Blätter für zwölf Tage in den Kühlschrank gelegt werden.
Danach pressen Sie aus ihnen den Saft und mischen im Verhältnis 1:2:2 den Aloesaft, Rizinusöl und Eukalyptusöl. Geben Sie eine Kompresse mit dieser Mischung für 1,5-2 Stunden auf die betroffene Stelle, zwei- bis dreimal pro Tag.

9.25.
Gegen fast alle allergischen Hauterkrankungen empfehle ich zwei sehr effektive Salben.
Erstere ist eine günstige Salbe, jedoch riecht sie schlecht und kann nicht auswaschbare Flecken auf der Kleidung verursachen.
Die andere Salbe hat diese Mängel nicht, aber sie ist viel teurer.
Die erste Salbe muss man selbst zubereiten. Das ist aber nicht kompliziert. Man nimmt 3,5 Esslöffel Zinksalbe, die überall erhältlich ist und mischt sie mit 1,5 Teelöffel Birkenteer.
Die andere natürliche Salbe ist schon fertig hergestellt und heißt

„Skinanim". Die Salbe besteht aus 2 Dosen, „Day" und „Night". Die „Day" Salbe tragen Sie vormittags dünn auf die betroffene Hautstelle auf, die „Night" Salbe nachmittags.

9.26.

Oft ist es auch möglich, Allergien mit folgendem einfachen Rezept loszuwerden. Gut gewaschene Hühnereier fest kochen, die Schale entfernen, die innere Haut ebenfalls von der Schale entfernen. Trocknen Sie dann die Schale komplett aus, um sie anschließend in der Kaffeemühle zu pulverisieren. Bewahren Sie das Pulver in einem Glasgefäß auf. Vermischen Sie einen Teelöffel davon mit ein paar Tropfen Zitronensaft. Täglich ½ Teelöffel dieser Mischung zweimal pro Tag nach dem Essen einnehmen. Eine Kur dauert einen Monat. Man sollte diese Kur zweimal pro Jahr durchführen, einmal im Frühling und einmal im Herbst.

9.27.

Allergien gegen Staub, auch gegen den Staub von Büchern, können oft mit folgender Methode geheilt werden.

Tausendgüldenkraut	5 Esslöffel	Zinnkraut	3 Esslöffel
Johanniskraut	4 Esslöffel	Maisgrifel	2 Esslöffel
Löwenzahnwurzel	3 Esslöffel	Hagebutten	4 Esslöffel

Die Hagebutten, sowie Löwenzahnwurzel sollten im Mörser gemahlen sein. Die Mengen beziehen sich auf das gemahlene Pulver. Vermischen Sie alle Bestandteile gründlich miteinander. Täglich einen Esslöffel der Mischung mit 300 ml kaltem, vorher abgekochtem Wasser übergießen. Eine Nacht ziehen lassen, abgießen, in drei Teile teilen und ca. eine halbe Stunde vor dem Essen trinken. Die Mischung ist im Kühlschrank aufzubewahren.

Eine Heilkur soll 6 Monate dauern. In dem ersten Monat sind Erstverschlimmerungen des Juckreizes möglich. Es kann auch zu Verhärtungen des Gewebes in der Nase und auf dem Kinn kommen.

9.28.

Damit das zukünftige Kind von allergiebehafteten Eltern diese Allergien nicht erbt, empfiehlt man nach ukrainischer homöopatischer Schule, die ich selbst in meiner Praxis mit Erfolg mehrere Male ausprobiert habe, in den neun Monaten der Schwangerschaft folgende Reinigung. Das Blut des zukünftigen Kindes wird von energetischen Verschmutzungen, so genannten Miasmen, gereinigt. Während der ganzen Schwangerschaft soll die zukünftige Mutter im monatlichen Wechsel einmal pro Monat ca. eine halbe Stunde vor dem Schlafen 5 Globuli der folgenden Mittel unter die Zunge legen und zergehen lassen:

- Sulfur Globuli C1000
- Tuberkulinum bovinum Globuli C1000
- Luisinum Globuli C1000

9.29.

Das Ganze kann noch mit folgenden Erfahrungswerten ergänzt werden. Die Veranlagung von Neugeborenen zu Allergien kann abgeschwächt werden, indem der Säugling in der ersten Stunde nach der Geburt von der Mutter mit Vormilch gestillt wird. Das Immunsystem des Neugeborenen wird so gestärkt.

9.30.

Die Befreiung des Organismus von Antibiotika-Giften wird in der Homöopathie normalerweise mit „Thuja", „Sulfur" und/oder mit „Mezerium" durchgeführt. Bei allergischen Hauterkrankungen, wie zum Beispiel Neurodermitis oder Psoriasis, die nach der Behandlung mit Antibiotika aufgetreten sind, fange ich oft mit folgender homöopathischer Verordnung an. Diese gilt erstmal für drei bis vier Monate:

- „Sulfur Dil. D6" -	Dreimal 5-10 Tropfen pro Tag, ca. ½ Stunde vor dem Essen;

- „Graphites Glob. C 200“ 5 Globuli, einmal pro Woche ½ Stunde vor dem Schlafen unter der Zunge zergehen lassen;

- „Thuja occ. Glob. C1000“ Einnahme so wie Graphites;

„Thuja occ. Glob. C1000“ geben Sie bitte mit „Graphites Glob. C 200“ im wöchentlichen Wechsel.

9.31.

Oft sind auch Schwermetalle die Auslöser von Allergien. Besonders Quecksilber und Zinn, welche Bestandteile von Amalgam sind. Inhaltsstoffe von eben dem Amalgam, mit welchem Zahnärzte noch bis heute versuchen, die Zähne zu reparieren.
Leider verlassen Schwermetalle unseren Körper von selbst nicht mehr. Es sind verschiedene natürliche Methoden bekannt, wie man den Körper von Schwermetallen befreien kann.
Eine effektive Methode ist zum Beispiel die Methode von Dr. Klinghardt mittels Chlorella-Algen-Tabletten und Tinkturen aus Algen plus Löwenzahn, Korriander, Bärlauch sowie Goldrute.
Auch mit dem natürlichen Mittel „Biologo-Detox“, eine Erfindung von Dr. Tim Ray, ist dies möglich.

Beim Entgiftung kann auch die Einnahme von Moor von großem Nutzen sein z.B. in Form von „**Trink Moor**“. Davon sollte man 2 Mal pro Jahr je 3 Monate lang, 2 Mal pro Tag 10 ml in je einem Glas zimmertemperiertem Wasser auflösen und ca. 2 Stunden nach dem Essen trinken.
Auch empfehle ich eine Engiftung des Körpers von Schwermetallen mit einer Kombination von hochdosiertem Zink, Vitamin C und Selen. Das Mittel mit dieser Kombination heißt „Immun ACE“. Nehmen Sie zweimal eine Tablette pro Tag vor dem Essen sieben bis acht Monate lang.

DRITTER SCHRITT - Die Normalisierung des Hormonsystems.
Eine Allergie zu heilen heißt, auch das Hormonsystem zu normalisieren. Insbesondere muss die Funktion der Nebennierenrinde aktiviert werden.

Wie oben schon erwähnt, versucht die Schulmedizin dies mittels der Gabe allopathischer Medikamente, hauptsächlich mit der Gabe von Kortison, welches viele ernsthafte Nebenwirkungen auslöst.

Kortison wirkt entzündungshemmend und dämpft die Überreaktion des Immusystems.

Die russische Volksmedizin empfiehlt zu gleichem Zweck ein natürliches, harmloses, oft pflanzliches Mittel.

9.32.

Täglich 1,5 Esslöffel Süßholzwurzel mit 300 ml kochendem Wasser übergießen, eine Stunde in der Thermoskanne ziehen lassen, dann filtern. Nehmen Sie vier- bis fünfmal pro Tag 1 Esslöffel davon zwischen den Mahlzeiten ein.

9.33.

In 500 ml Süßholzwurzeltee (zwei Esslöffel Süßholzwurzel mit 500 ml kochendem Wasser übergießen, eine Stunde in der Thermoskanne ziehen lassen, filtern und auf Zimmertemperatur abkühlen lassen) 1 g Mumijo (oder 50 Tropfen „Maumasil") in dem vorbereiteten Tee auflösen. Trinken Sie lauwarm 150 ml pro Tag morgens auf nüchternen Magen (für Kinder unter 8 Jahren nehmen Sie bitte die Hälfte). Dieser Tee hilft gut zum Beispiel bei allergischem Asthma. Er ist allerdings nicht für diejenigen geeignet, die unter Bluthochdruck, hormonell abhängigen Tumoren oder Diabetes leiden.

9.34.

Bei Heuschnupfen sollte man täglich 3-6 Monate lang am Morgen, eine Messerspitze frisches „Gelee Royal" auf der Zunge zergehen lassen. „Gelee Royal" ist die Nahrung der Bienenkönigin. Sie sollten es immer im Kühlschrank aufbewahren, da es sonst innerhalb von zwei Wochen schimmeln wird.

SCHRITT VIER - Die richtige Orientierung.
Die richtige Orientierung des Immunsystems ist der Sinn hinter dem vierten Schritt. Um von der Allergie geheilt zu werden, muss das Immunsystem dazu gebracht werden, keine falschen Reaktionen auf unbestimmte Allergene zu zeigen.
Hier kann Phytotherapie, zum Beispiel mit Kräuter-Adaptogenen (sowie Ginseng, Taigawurzel, Rhodiola,…) aber auch Akupunktur, Homöopathie, Mikroimmuntherapie, Bioresonanztherapie, Therapie mit Pre- und Probiotika, autogenes Training u.v.m. nützlich eingesetzt werden.

9.35.
Mischen fertige Weissdorn und Baldrian Tinkturen, oder Homeopatische Urtinkturen in Verhältnis 1:1 und einehmen täglich 30 Tropfen davon, Abends, kurz vor dem schlaffen mit oder ohne Wasser.

9.36.
Im Sinn von Behandlungsschritt Nr. 4 folgt hier ein Rezept der russischen Heilerin Frau Alla Tartak. Ihrer Meinung nach ist es bei der Allergiebehandlung sehr wichtig, die Immunität zu stärken. Dafür empfiehlt sie folgendes Rezept:

Hagebutten mit Löwenzahnwurzel im Verhältnis 1:1 mischen. Einen Esslöffel der Mischung im Mörser zerkleinern und mit einem Glas kochendem Wasser übergießen. 30 Minuten in einer Thermoskanne ziehen lassen. Filtern Sie die Flüssigkeit und teilen Sie sie in drei Teile. Trinken Sie diese vor dem Essen sechs Monate lang.

9.37.

Altrussland schenkt dieses immunstimulierende Rezept mit Schöllkraut (Vorsicht: bei Überdosierung kann es giftig wirken!). Zuerst muss man eine basische Lösung, bzw. einen Tee vorbereiten. Überbrühen Sie dazu einen Teelöffel getrocknetes Schöllkraut mit einem Glas kochendem Wasser, lassen Sie es für fünfzehn Minuten ziehen, dann filtern Sie es. Nehmen Sie davon jeden Tag einen Teelöffel mit Wasser dreimal pro Tag vor dem Essen ein.

Die basische Lösung bzw. den Tee bitte jeden Tag frisch zubereiten. Einen Monat einnehmen, danach 10 Tage Pause. Bei Bedarf kann die Heilkur wiederholt werden.

Es folgen noch ein paar gute Ratschläge für die Allergiebehandlung mit Hilfe der Homöopathie im Sinne des vierten Schrittes.

9.38.

Bei einem allergischen Asthmaanfall kann sehr oft die Gabe von „Belladonna Globuli D6“ hilfreich sein. Man sollte bei Bedarf drei- bis fünfmal pro Tag (je nach Bedarf auch häufiger) zwischen den Mahlzeiten fünf Globuli unter die Zunge legen und zergehen lassen (siehe hierzu auch Kapitel 10 in Band 2).

Bei häufigen allergischen Niesanfällen empfehle ich einmal pro Tag 5 Globuli „Paeonia Globuli C30“ unter der Zunge zergehen zu lassen, ½ Stunde vor dem Schlafengehen.

9.39.

Noch einige Empfelungen aus der Welt der Homöopathie:

Bei allergischen Niesanfällen kann man auch „Allium ceppa Glob. D6“ (3x5 Globuli am Tag) anwenden. Bei Bedarf auch häufiger bzw. stündlich.

Bei geröteten und stark juckenden Augen ist häufig das Mittel „Euphrasia Glob. D2 wirksam (3x5 Globulis pro Tag und bei Bedarf stündlich). Gleichzeitig kann man die Augentropfen „Euphrasia“ der

Firma WALA anwenden.
Bei starkem Juckreiz im Hals und in den Ohren empfiehlt sich die Einnahme von „Wyethia Glob. D6 (5 Globulis stündlich). Hier kann auch das universale Anti-Allergika „Galphimia glauca Glob. D4“ effektiv unterstützen.)Dosierung: 5-10 Glob. 3x täglich, bei Bedarf stündlich). Steht ein Juckreiz in Nase und Augen im Vordergrund, ist es sinnvoll, 2x5 Globuli am Tag von „Histaminchlorid Glob. D12“ einzunehmen.Bei Husten aufgrund einer Heuallergie kann „Kalium phosphoricum Glob. D12“ hilfreich sein. Bei Asthma aufgrund der gleichen Ursache kann „Jodum Glob. D12“ helfen.
Bei Hausstaub und Schimmelpilzallergie kann eine einmalige Gabe von „Tuberkulinum Glob. C200“ (5 Glob.) mit anschließender dreimonatiger Gabe von „Kalium arsenicosum Glob. D12“ (2x5 Glob./Tag) helfen. Danach kann eventuell noch „Kalium arsenicosum Glob. C30“ oder „Sabadilla Glob. C30“ eingenommen werden (1x5 Glob./Woche). Das Hauptmittel bei Katzenhaarallergie ist „Pulsatilla Glob. LMVI“, 5 Glob./Tag vor dem Frühstück; bei Pferdehaarallergie nimmt man mit gleicher Dosierung „Lachesis Glob. LMVI“.
Bei einer Nickel- und Zahnmetallallergie ist das Mittel „Arsenicum jodatum Glob. D12“ hilfreich (2x5 Glob./Tag ca. 6 Wochen lang). Danach können eventuell für weitere 6 Monate ein Mal pro Woche vor dem Frühstück 5 Globuli von „Arsenicum jodatum Glob. C30“ eingenommen werden.
Bei Nahrungsmittelallergien sind die Empfehlungen von Dr. med. K.H. Friese oftmals sehr hilfreich. Er empfiehlt zum Beispiel eine sechswöchige Einnahme von „Okoubaka Glob. D3“(3x5 Glob./Tag). Danach rät er zu einer Kur von drei Monaten mit derselben Dosierung folgender Mittel fortzufahren: einen Monat lang „Okoubaka Glob. D4“, einen Monat „Okoubaka D6“, einen Monat „Okoubaka D12“. Abschließend nimmt man ein halbes Jahr das Mittel „Okoubaka Glob. D30“, 1x5 Glob./Woche vor dem Frühstück ein.
Bei einer Milchallergie empfiehlt Dr. K.H. Friese eine vierwöchige Einnahme von „Aethusa cynapium Glob. D4“ (3x5 Glob./Tag), danach

mit der gleichen Dosierung und ebenfalls vier Wochen lang „Aethusa cynapium Glob. D6“, weiterhin sechs Wochen lang „Aethusa cynapium Glob. D12“ (2x5 Glob./Tag) und abschließend für sechs Monate „Aethusa cynapium Glob. D30 (1x pro Woche 5 Glob. vor dem Frühstück. Zwischengaben von „Tuberkulinum Glob. C200“ wirken sich hier günstig aus.

9.40.

Beim Kampf gegen Allergien, die als Begleiterscheinung zur Gicht auftreten, kann zur Stärkung des Immunsystems die Einnahme von Natron unterstützend wirken. Dosierung finden Sie im Band 1 Kapitel 3.

9.41.

Bei einer Allergiebehandlung kann man mit folgender Kräutermischung sowohl das Immunsystem, als auch das Hormonsystem positiv unterstützen:
Je einen Teelöffel von Zweizahnkraut, Ehrenpreiskraut, Stiefmütterchenkraut mit einem Glas kochendem Wasser überbrühen, abkühlen lassen und absieben. Diesen Tee trinkt man drei Mal täglich lauwarm vor dem Essen. Bei längerer Anwendung des Tees lässt die Allergie häufig nach. Die Teemischung in PP. 9.42. zeigt dieselbe Wirkung.

9.42.

Man mischt je einen Teelöffel Faulbaumrinde, Brennesselblätter, Schafgarbenkraut und Zweizahnkraut und überbrüht diese Mischung mit einem Glas kochendem Wasser. Nach dem Abkühlen absieben und vier Mal täglich 30 Minuten vor dem Essen einen Monat lang trinken.

9.43.
Eine original russische Methode nach Herrn J. Rogosin

Für manch einen mag diese Methode sehr hart erscheinen, dafür ist sie allerdings oftmals wirksam. Es macht nur dann Sinn, diese Methode anzuwenden, wenn eine allergische Reaktion auf ein bestimmtes Allergen akut vorliegt, um so das Immunsystem zur Bekämpfung dieser Allergie umzuorientieren. Vorbeugend ist diese Methode nicht anwendbar. Das Hauptprinzip dieser Methode gründet sich auf einer zyklischen Abkühlung und Erwärmung des Körpers, um damit das Immunsystem zu einer adäquaten Reaktion auf ein konkretes Allergen zu bringen – oder mit anderen Worten: man trainiert das Immunsystem insofern, das Allergen zu erkennen und richtig bewerten zu können.
Die Behandlung beginnt mit der Abkühlung des Körpers. Bevor man damit beginnt, den Körper abzukühlen, sollte man 5-14 Stunden zuvor nichts essen. So kann man zum Beispiel morgens mit der Behandlung beginnen, aber es ist auch möglich, mittags oder abends damit zu starten. Wie kühlt man den Körper ab? Am besten unter der Dusche mit einer Wassertemperatur von 15-18°C. Man duscht insgesamt 30 Minuten lang, aber bitte NICHT konstant während der 30 Minuten unter dem kalten Wasser stehen! Innerhalb der 30 Minuten sollte man immer wieder für kurze Zeitintervalle unter die kalte Dusche gehen: kurz abduschen, aus der Dusche raus gehen, wieder kurz abduschen, wieder raus gehen usw. Diesen Prozess macht man nicht unbekleidet, sondern trägt dabei ein langes Baumwoll- oder Leinenhemd, welches den Großteil des Körpers bedeckt. Nach Abschluss der 30 Minuten trocknet man den Körper ab und zieht leichte, trockene Kleidung an (keine warmen Kleider, wie z.B. Pullover oder Mantel). Danach folgt eine weitere Körperabkühlung während abermals 30 Minuten und zwar indem man sich in einem Raum mit 18-20°C Raumtemperatur aufhält. Obwohl diese Raumtemperatur relativ normal ist, wird die Kühlung des Körpers nicht aufhören. Der ganze Abkühlungsprozess dauert also insgesamt eine Stunde.

Direkt nach der Abkühlung erfolgt die Erwärmung. Wenn man die Erwärmung richtig macht, erfolgt das gewünschte Ergebnis, macht man es falsch, folgt eine Erkältung...

Die Erwärmung besteht darin, dass man sich in einem warmen Zimmer mit 25-27°C Lufttemperatur aufhält und dabei warme Nahrung und warmen Tee zu sich nimmt. Man bleibt so lange in dem warmen Zimmer, bis man Wärme im ganzen Körper empfindet. Dabei kann man auch eine Wärmflasche unter die Füße legen. Erst, wenn man im ganzen Körper Wärme empfindet, kann das Zimmer verlassen werden. Der Körper sollte dabei auch nicht überwärmt werden. Anschließend geht man wieder in ein Zimmer mit normaler Temperatur von ca. 18-20°C. Man soll bis zu zwei Stunden nach dieser Prozedur keinen Sport treiben, damit der Körper nicht überflüssig überwärmt wird.

Wenn sich die Allergie in einem akuten Stadium befindet, kann die oben beschriebene Behandlung täglich oder jeden zweiten Tag durchgeführt werden. Klingt der akute Zustand der Allergie ab, ist es ausreichend, die Prozedur zwei Mal wöchentlich bis zur vollen Genesung zu wiederholen. Je länger ein Mensch unter einer Allergie litt, desto länger dauert die Behandlung – und umgekehrt. Für Kinder oder Erwachsene, die häufig unter Erkältung leiden, kann die Abkühlungszeit auf bis zu 30-40 Minuten reduziert werden.

9.44.

Allergien können auch mittels Akupressur behandelt werden. Dafür empfehle ich, täglich folgende Körperpunkte in der genannten Reihenfolge zu drücken Di.20 „Yingxiang“ (Dickdarmmeridian). Dieser Punkt sollte bei einer Heuschnupfenbehandlung von beiden Nasenseiten gedrückt werden. Di.4 „Hegu“ (Dickdarmmeridian) stärkt die Wirkung von anderen Akupressurpunkten im Kopf- und Gesichtsbereich. Lu.7 „Lieque“ (Lungenmeridian) gilt als wichtigster Punkt zur Beeinflussung des Immunsystems.

SJ5 „Waiguan“ (Dreifacher Erwärmer). Dies ist der wichtigste Punkt

gegen Störfelder.
MA.36 „Zsusanli“ (Magenmeridian). Wirkt normalisierend auf den gesamten Stoffwechsel.

Hier noch etwas zu diesem Punkt, was allerdings nicht als Akupressur bezeichnet werden kann. Ich habe meine heftige Allergie gegen Birkenpollen mit folgender Methode geheilt. Am ersten Tag nach Vollmond habe ich mit sogenannten chinesischen Zigarren (Moxa-Therapie) Punkt MA.36 ca. 10-15 Sekunden lang gebrannt. Dabei ist anschließend eine Quaddel entstanden, welche ich mit einer Nadel durchstochen habe. Die an dieser Stelle entstandene Entzündung habe ich mit entzündungshemmenden Salben (z.B. Aloe Vera-Propolis Salbe) behandelt. Solch eine harte Methode empfehle ich nur in äußerst seltenen Fällen, bei extrem hartnäckigen Allergien und auch nur für Männer, da an den gebrannten Hautstellen Flecken bzw. Narben zurückbleiben (ca. 1cm Durchmesser). Um meine Allergie auszuheilen habe ich diese Anwendung 5 Mal wiederholt.

BL.40 „Weizhong“ (Blasenmeridian). Dies ist der sogenannte Antihistaminika oder Antiallergie-Punkt. GB.1 „Tongziliao“ (Gallenblasenmeridian). Dieser Punkt ist hilfreich bei sehr starkem Tränenfluss.
Ex.1 „Yintang“ (Extra Punkt). Dieser Punkt liegt zwischen den Augenbrauen und ist ein wichtiger Punkt bei der Behandlung von Heuschnupfen.
Ex-LE12 „Quiduan“ (Extra Punkt). Dieser Punkt befindet sich auf der großen Zehe am Scheitelpunkt der Zehe, ca. 0.1 cun vom freien Rand des Nagels entfernt. Diesen Punkt an beiden Füßen drückt man bei allergisch bedingter Augenentzündung und Juckreiz.

Informationen darüber, wo man diese Punkte findet und auf welche Art und Weise diese Punkte stimuliert werden sollen, kann man im Anhang 1 finden. Ob die einzelnen Punkte im oder gegen den Uhrzeigersinn gedrückt werden sollten, muss jeder für sich selbst austesten.

Selbstverständlich kann man Allergien auch mit Akupunktur behandeln. Diese Behandlung erfordert jedoch spezielle Kenntnisse und kann daher hier zur Selbsthilfe nicht näher erläutert werden.

Ich empfinde es nicht als überflüssig zum Ende dieses Themas Folgendes zu sagen: Die vier beschriebenen Schritte zur Allergiebehandlung sind kein Dogma. Es ging darum, ein mögliches und zielführendes Vorgehen zu erläutern für den Fall, dass eine schnelle Heilung nicht erreicht wurde oder dass eine gründliche Behandlung gewünscht ist.

Nicht selten kommt es dazu, dass die Allergie schon nach dem ersten Schritt verschwindet, wenn zum Beispiel im Falle einer asthmatischen Erscheinung eine Ernährungsumstellung erfolgte, wie zum Beispiel der Verzicht auf Weizen (bzw. anderes glutenhaltiges Getreide). Eine zusätzliche Möglichkeit zur Allergiebehandlung kann man auch in der 2. Auflage der Enzyklopedie der Elixier nachlesen.

Es ist nicht falsch, auch andere Vorgehensweisen zu akzeptieren, wenn es aus eigener Kraft nicht funktioniert, sich von der Allergie zu befreien. Geht es um die Behandlung konkreter und schwerer Allergieerkrankungen, ist es selbstverständlich nicht falsch und durchaus zielführend, sich von einem Fachmann beraten und ggf. behandeln zu lassen.
Wie schon erwähnt, können sich Allergien besonders vielseitig zeigen. Auch für die Therapieformen der Volksmedizin und der alternativen Medizin zur Behandlung von Allergien gibt es unzählige typische Heilungsmethoden. Diese fordern zum Teil tiefes spezifisches Wissen und Erfahrung.

Was kann man in dieser Situation bei dargelegter Thematik also von solch einem Buch erwarten?

Ich sehe die erste Aufgabe dieses Buches zu diesem Thema in der Wegweisung. Es soll ein Wegweiser sein, der aufzeigt, wie Allergien mit Hilfe verschiedener Methoden der Volksheilkunde und der alternativen Medizin ans Licht gebracht werden können, um sie dann letztendlich mit einfachen aber effektiven Methoden, und vor allem aus eigener Kraft, zu besiegen.
Die Erfahrung zeigt, dass Allergien, sofern sie nicht angeboren sind, fast immer mit den Methoden aus der Naturheilkunde zu heilen sind.

Dieses Kapitel enthält zahlreiche nützliche, mit der Zeit geprüfte, praktische Ratschläge. Diese werden in vielen Fällen dem Leser helfen, sich aus eigener Kraft von seinen Allergien zu befreien oder sie zumindest abzuschwächen.
Dies geht aber nur mit Geduld, Konsequenz und Disziplin!

Kapitel 10

Intakte Atmungsorgane - Das A und O fürs Leben

Welche Rolle spielen die Atmungsorgane hinsichtlich unserer Lebenserwartung?

Nachweislich eine sehr große!

Hier ein einfaches Beispiel:
Ohne Essen kann der Mensch ca. 40 Tage überleben, ohne Wasser ungefähr 20 Tage, ohne Luft nur einige Minuten!

Dieses Beispiel spricht deutlich dafür, dass der Zustand der Atmungsorgane unsere Gesundheit stärker beeinflusst, als der Zustand anderer Organe. Für unser Leben und unsere Lebensqualität ist es daher sehr wichtig, die Funktionen unserer Atmungsorgane vollkommen intakt zu halten. Gesunde Atmungsorgane und eine gesunde Atmungsfrequenz wirken sich drastisch positiv auf unsere Lebensdauer aus. Diese Verbindung zwischen Atmungszyklen und der effektiven Lebenserwartung kann im Tierreich deutlich beobachtet werden. Man kann also sagen, je häufiger der Mensch atmet, desto kürzer ist seine Lebenserwartung.

Laut medizinischem Lexikon sind die Normwerte beim Menschen im Ruhezustand wie folgt:

- beim Neugeborenen etwa 40-45 Atemzüge pro Minute
- beim Säugling etwa 35-40 Atemzüge pro Minute
- beim Kleinkind etwa 30-35 Atemzüge pro Minute
- beim Kind etwa 16-25 Atemzüge pro Minute
- beim Erwachsenen etwa 12-18 Atemzüge pro Minute

Ab dem 30. Lebensjahr bleiben diese Werte in der Regel konstant. Oben gezeigte Zahlen werden nur zur Orientierung genannt. Die individuelle Atemfrequenz hängt von aktuellen physischen (z.B. vom jeweiligen Trainingszustand, einem Allergieleiden, Asthma, ...) und psychischen (ob der Mensch glücklich, depressiv oder verzweifelt ist…) Faktoren ab.

Yogis, die die Atemübungen perfektioniert haben, atmen im Ruhezustand einmal pro Minute.
Sogenannte Pranayama Atemübungen sollte man nicht aus einem Buch, sondern bei einem qualifizierten Lehrer lernen, sonst kann es auch gefährlich sein.

Es gibt aber in der Naturmedizin einige nebenwirkungsfreie Atmungssysteme, die aus Büchern übernommen und selbst mit großem Gewinn für die eigene Gesundheit praktiziert werden können. Es handelt sich hier zum Beispiel um die Strelnikowa Atemgymnastik nach Frau Strelnikowa oder Herrn Ergaschakas Atem-System (siehe hier Kapitel Nr.7 in Band 2). Diese Atmungssysteme sind in der Lage, abgesehen von den Fähigkeiten, Ihr Leben zu verlängern, viele Krankheiten zu heilen, unter anderem zum Beispiel Schlafapnoe, Asthma, Durchblutungsstörungen u.v.m..

In diesem Kapitel sprechen wir über Methoden, die in der Lage sind, den Menschen von vielen Krankheiten der Bronchien sowie der Lunge zu heilen sowie im Allgemeinen den Zustand der Atmungsorgane zu regenerieren.

Die hier angebotenen Empfehlungen kann man im Allgemeinen natürlich nicht als Allheilmittel bezeichnen, aber sie sind in der Lage, einen rettenden Weg zu weisen. Für viele Menschen, die von Krankheiten dieser Art betroffen sind, kann dies zu einem rettenden Weg werden, sofern man ihn konsequent und fleißig befolgt.

Je länger und je schwerer die Erkrankung ist, um so länger wird der Weg sein, den man gehen muss.

Im Schnitt kann man mit ersten deutlichen Verbesserungen nach zwei bis drei Monaten Therapie rechnen. Eine vollkommene Heilung kann man nach den hier empfohlenen Heilungsmethoden nach drei bis zwölf Monaten erwarten. Abhängig natürlich von dem Schweregrad der Erkrankung und davon, wie lange die vorherige Therapie war und wieviel Schaden sie eventuell angerichtet hat.

Zuerst folgt eine kurze Information über die Haupt-Krankheiten der Atmungsorgane und den Weg der Schulmedizin, diese zu behandeln. Danach werde ich die alternativen Heilungsmethoden erklären.

ASTHMA

Die schulmedizinische Erklärung der Systematik von Asthma ist eine anfallsweise auftretende Atemnot.
Es existieren zwei Ausprägungen: das allergische Asthma und das nicht allergische Asthma. Auch Mischformen sind möglich.

Charakteristisch für Asthma bronchiale ist die Verkrampfung der Muskeln in der Bronchialwand, eine Schwellung der bronchialen Schleimhaut und die Produktion von zähem Schleim.

Der Begriff Asthma stammt aus dem Griechischen und bedeutet Beklemmung oder Atemnot. Diese kann im schlimmsten Fall zum Tod führen. Für einen Asthmatiker ist es üblich, das er überempfindlich gegen verschiedene Reize ist.
Typische Beschwerden bei einem an Asthma Erkrankten sind eine pfeifende Atmung, Husten, ein Engegefühl in der Brust, Kurzatmigkeit und Luftnot, Schwierigkeiten bei der Ausatmung und die Angst zu ersticken.
Oft treten Asthmaanfälle nachts oder in den frühen Morgenstunden

auf. Aus Erfahrung gehen die chronische Bronchitis und die obstruktive Bronchitis früher oder später in Asthma über.

Hier auch einige Worte über diese Erkrankung.

CHRONISCHE BRONCHITIS

Als Bronchitis wird die Entzündung der Bronchien bezeichnet, die zu Husten und Auswurf führt. Die Weltgesundheitsorganisation (WHO) spricht über eine chronische Bronchitis, wenn es bei einem Patienten in zwei aufeinander folgenden Jahren in mindestens drei Folgemonaten zu Husten und Auswurf kommt.

OBSTRUKTIVE BRONCHITIS

Die spastische (obstruktive) Bronchitis ist eine typische Erkrankung im Säuglings- und Kleinkindalter. Ihr Auslöser ist meist eine Virusinfektion, die zu einer Entzündung in den Bronchien führt.

Die Folgen sind eine Schwellung der Bronchialschleimhaut, die Bildung zähen Schleims und eine Verkrampfung (Spastik) der Bronchialmuskulatur. Bei chronischem Verlauf einer spastischen Bronchitis kommt es zu einem Lungenemphysem. Als Lungenemphysem wird eine nach schulmedizinischer Ansicht irreversible Überblähung der Lungenalveolen bezeichnet. Dabei leidet man unter chronischer Atemnot (Ruhedyspnoe), im Spätstadium kommt es auch zu einer Rechtsherzbelastung.

Im Allgemeinen besteht die schulmedizinische Behandlung bei allen drei oben beschriebenen Krankheitsbildern meist aus der Gabe von Kortisonpräparaten, Antibiotika, schleimlösenden und bronchienerweiternden Medikamenten. Man muss schon sagen, dass in akuten lebensgefährlichen Fällen Kortisonpräparate und Antibiotika sehr hilfreich sein können, trotz ihrer bekannten schweren Nebenwirkungen.

Die alternative Medizin hat aber, was nebenwirkungsfreie und effektive Behandlungsmethoden betrifft, viel bessere Möglichkeiten.

Von einigen ganzheitlichen, hoch effektiven, alternativen Behandlungsmethoden möchte ich Ihnen jetzt ohne Eile erzählen:

Hier ist auch, wie in Kapitel 9, Schritttempo angesagt!

Der erste Schritt zur Genesung sollte die Nahrungskorrektur sein. Warum?
Ich habe, wie auch viele andere Naturmediziner gemerkt, dass diejenigen, die unter den oben genannten Krankheiten leiden, in der Regel stark verschleimt sind. Dieser zähe Schleim verklebt die Bronchien sowie die Lungen. Die Bronchien fangen an zu verkrampfen. Die Lungenfunktion wird davon stark eingeschränkt. Das alles ruft Husten, Atemnot, eine Spastik der bronchialen Muskulatur und so weiter hervor.
Wie oben aufgezeigt, registrieren dies die Ärzte, es steht in allen schulmedizinischen Büchern. Außer der Gabe von schleimlösenden, allopathischen Präparaten unternehmen sie allerdings fast nichts. Und das löst das Problem nicht.

Was ist hier zu empfehlen?

Als Ertstes meiden Sie streng und konsequent stark verschleimende Lebensmittel. Dazu zählen drei Arten von Lebensmitteln:
Weizenprodukte, Milchprodukte und Süßigkeiten. Insbesondere jedoch Weizen!!!

WEIZEN

Es hat sich herausgestellt, dass sehr wenige Leute wissen, was alles zu den Weizenprodukten gehört.
Also denken Sie bei Weizen auch an folgende Produkte: Dinkel, Kamut, Grünkern, Bulgur, Einkorn, Couscous, Weiß- und Mischbrot, Nudeln, Spaghetti, Pizza, Kuchen, Gebäck, Plätzchen, Müsli enthalten in der Regel viel Weizen, oder wird sogar ausschließlich aus Weizen hergestellt. Auch Hartweizen oder glutenfreie Weizenprodukte sind nicht erlaubt! Wenn ich dies über Weizen erzähle, werde ich immer gefragt, was man dann noch essen soll?!
Es gibt aber genügend Getreidesorten, welche zu essen erlaubt sind. Dazu zählen Mais, Naturreis, Hirse, Hafer, Buchweizen, Roggen, Gerste, Amaranth und Quinoa. Man wird also nicht verhungern.
Aber wie die Erfahrung zeigt, bringt allein diese Nahrungsbegrenzung für 60-80% der an Atemwegserkrankungen leidenden Menschen eine deutliche Verbesserung ihres Zustands. Und das in ziemlich kurzer Zeit.

Ich wurde immer wieder gefragt, warum früher die Leute Weizen gegessen haben und gesund geblieben sind. Diese Frage ist nicht schwierig zu beantworten. Früher war die Nahrung frei von Aromastoffen, Gluten, Aspartam, Konservierungsstoffen und so weiter. Diese verschmutzen allerdings stark den menschlichen Körper.

Wenn wir mit dem Auto fahren, kann man überall Getreidefelder an stark befahrenen Straßen sehen. Es lohnt sich auch, bei diesem Thema über Pestizide nachzudenken, ebenso wie über Genmanipulation, Schwermetalle, Berufsgifte, Bau- und Chemiegifte in unseren Häusern und so weiter.
Wenn man darüber nachdenkt, braucht man sich nicht zu wundern. Ich werde immer wieder gefragt, warum die sehr bekannte Heilerin und Nonne Hildegard von Bingen Dinkel empfohlen hat, und ich dies bei diesen Krankheiten nicht tue.

Dies ist so, weil aktuelle Dinkelsorten Kreuzungen sind und sie mit der alten Dinkelsorte wenig zu tun haben.

MILCHPRODUKTE

Zeigen Sie mir ein erwachsenes Tier, welches reichlich Milch konsumiert. Die Natur hat es so eingerichtet, dass Sie es nicht finden werden.

Milchproduzierende Tiere, insbesondere Milchkühe, werden mit Antibiotika gefüttert, und sie werden mit Futter gefüttert, welches Fleisch enthält! In vielen Dörfern stehen die Kühe von Geburt an ohne Bewegung im Stall!

Sagen Sie mir, wenn eine zukünftige Mutter lebenslang das Bett hütete, was würden Sie darüber denken? Wird ihre Milch gesund sein?

Dies alles sind aber nicht die Hauptgründe, warum Milchprodukte schwer verdaulich sind und unseren Körper verschleimen.

Der Hauptgrund ist die Einnahme von Antibiotika. Sie zerstört langfristig die Magen- und Darmschleimhaut, sowie die Magen- und Darmflora. Genauso beschädigt sie auch die Bauchspeicheldrüse, die dadurch in ihrer Funktion stark beeinträchtigt ist. Ebenso zählen Impfschäden dazu, sie desorientieren unser Immunsystem.

Man denkt, wenn man nach der Einnahme eines Antibiotikums ein bis zwei Packungen Probiotika nimmt, kommt die Verdauundg schon wieder in Ordnung. Das ist ein schwerer Irrtum! Wie die Erfahrung von Alternativmedizinern und einiger Ärzte zeigt, müssen nach der Einnahme von Antibiotika über eine Dauer von drei bis fünf Tagen ca. zwei Jahre Pre und Probiotika eingenommen werden, ebenso wie eine genauso lange Einnahme von Pankreasenzymen (oder heilenden Kräutern). Wir sprechen hier von einer konstanten Einnahme über

diese zwei Jahre!!!
Also erst einmal den Konsum von Milchprodukten, besonders Kuhmilchprodukten, stark begrenzen!

SÜßIGKEITEN

Diese Produkte werden aus denselben Gründen wie bei den Milchprodukten nicht richtig verdaut.
Vergessen Sie nicht die Schädigung der Bauchspeicheldrüse, den steigenden Stress und die typischen aktuellen Zeichen unserer Gesellschaft, nämlich der Hypodynamie.

Während der Behandlungszeit ist es allerdings erlaubt, zum Süßen oder Naschen maßvoll Honig (mit cremiger Konsistenz, also nicht überwärmt!), Agavendicksaft und Ahornsirup zu konsumieren, sofern dies individuell verträglich ist. Trinken können Sie auch Stevia-Kräutertee!

Jetzt ist die Zeit gekommen, um den zweiten Schritt auf dem Wege der Genesung zu gehen.

Hier gibt es mehrere Varianten.
Der Sinn des zweiten Schritts liegt in der „Entschleimung" des Körpers! Die Befreiung des Körpers von dem Schleim, der sich bis zum Beginn der Behandlung dort gesammelt hat.

Die einfachste Methode zur Entschleimung ist die mit Heilkräutern. Zu den effektiv entschleimenden Hauptkräutern gehören: Lindenblüten, Holunderblüten, Dostkraut (Oregano l., das bekannte Gewürz). **Bitte berücksichtigen Sie, dass Frauen mit Kinderwunsch Dostkraut meiden sollten, da es eine abortive Wirkung hat.**

Linden- und Holunderblütentee haben zusätzlich eine schweißtreibende Wirkung. Aufgrund der wärmenden Wirkung können diese beiden Teesorten bei Verträglichkeit auch sehr gut bei Erkältungen

und in der kalten Jahreszeit getrunken werden.
Lindenblütentee normalisiert auch den Hormonhaushalt bei Frauen und hat eine beruhigende Wirkung.

Bereiten Sie diese beiden Teesorten wie normalen schwarzen Tee zu. Für den Tee aus Dostkraut nehmen Sie bitte einen Teelöffel des Krauts pro Tasse kochendes Wasser, lassen ihn 20 Minuten ziehen und gießen ihn dann ab. Genießen Sie ihn lauwarm.Es ist empfehlenswert, während der entschleimend wirkenden Kur zwei bis drei Tassen der soeben beschriebenen Teesorten zu trinken.

Um den Körper zu entschleimen, kann man von verschiedenen Reinigungsmethoden Gebrauch machen.
Man kann fasten, die Verdauungsorgane z.B. mit Kaffeeeinläufen reinigen, regelmäßig die Sauna besuchen, spezielle Atemtherapien machen u.v.m..
In der russischen Volksmedizin sind tausende verschiedene Reinigungsmethoden bekannt.

Sie können sich über einige im vierten Kapitel des zweiten Bands informieren.

Ich möchte Sie hier mit einer Reinigungsmethode bekannt machen, die in ihrer Durchführung einfach ist und die universell einzusetzen ist.

Die Rede ist von einer Methode, den Körper mittels Kohletabletten (z.B. Kohlecompretten der Firma „Merck“) zu entschleimen. Man sollte über längere Zeit täglich zum Essen Kohletabletten einnehmen, für je 10 kg Körpergewicht 1 Kohletablette.
Es gibt keine Nebenwirkungen oder andere Begrenzungen. Das einzige, was Sie berücksichtigen müssen ist, dass Ihr Stuhlgang schwarz gefärbt sein wird und dass Sie einer Verstopfung entgegenwirken sollten. Dazu empfehle ich einen bis drei Teelöffel indische

Flohsamen pro Tag mit viel Wasser einzunehmen.
Kohletabletten wirken wie ein Schwamm. Sie saugen den gesammelten Schleim und andere Gifte auf und leiten sie aus dem Körper.

Indische Flohsamen sind kein Abführmittel. Sie aktivieren die Darmperistaltik und es setzt keine Gewöhnung des Körpers ein.

Der nächste Schritt unserer Therapie sind die direkten Heilmethoden.

Wenn es der Krankheitszustand des zu behandelnden Menschen zulässt, können auch alle drei Schritte auf einmal durchgeführt werden. Ich möchte damit anfangen, wie eine akute Bronchitis zu heilen ist, da sie viel einfacher zu behandeln ist, als Asthma oder chronische bzw. obstruktive Bronchitis. Hier einige von meinen Lieblingsrezepten:

10.1.
Bei akutem Husten wärmt man ein bis zwei Esslöffel Sonnenblumenöl an und mischt es mit einem halben Esslöffel Apfelessig. Tauchen Sie eine Stoffserviette in die Mischung und legen Sie diese auf Ihre Brust, darauf eine Folie und wieder darauf ein gewärmtes Tuch.
Diese Art von Kompresse machen Sie täglich über Nacht. Normalerweise wird der Husten nach zwei bis drei Tagen verschwunden sein.

10.2.
10-20%ige Propolistinktur einnehmen. Nehmen Sie vier- bis fünfmal pro Tag 10 Tropfen, verdünnen Sie die Tinktur mit etwas Wodka (Alkoholgehalt 40%) und danach mit Wasser. Für 3-7 jährige Kinder: Drei bis fünf Tropfen pro Tag bei Verträglichkeit gemischt zum Beispiel mit Kartoffelpüree, Brei oder mit Kindernahrung. Wer sich über den Alkoholgehalt Sorgen macht, kann Propolis auch auf die Nahrung tropfen und warten, bis der Alkohol nach 20-30 Minuten verdunstet ist.

Wer es nicht weiß: Propolis ist natürliches Bienenantibiotikum ohne Nebenwikungen, darüber hinaus stärkt es das Immunsystem.
Gleichzeitig empfehle ich Tee aus Zwiebelschalen oder Heilkräutern zu trinken.

Um den Tee aus den Zwiebelschalen zuzubereiten, nehmen Sie bitte eine kleine faustgroße Menge Zwiebelschalen von weißen Gemüsezwiebeln und übergießen sie mit einer Tasse (250-300 ml) kochendem Wasser, 15-20 Minuten ziehen lassen, bis der Tee eine braune Farbe angenommen hat. Danach den Tee filtern, schluckweise über den Tag verteilt warm trinken.

Die Heilkräuter-Teemischung kann z.B. folgende Zusammensetzung haben:

Lindenblüten	15%
Johanniskraut	15%
Stiefmütterchenkraut	15%
Eukalyptusblätter	15%
Isländisches Moos	15%
Huftlattichblätter	15%
Thymiankraut	10%

Zubereitung für Erwachsene: 2,5-3 Esslöffel der Mischung mit 800 ml kochendem Wasser überbrühen, eine Stunde in der Thermoskanne ziehen lassen, abgießen, schluckweise über den Tag verteilt trinken.

Für Kinder (5-7 Jahre) die Dosierung halbieren.

Für Kinder dieser Altersklasse und auch für Säuglinge ist folgende Mischung sehr gut. Reiben Sie den Oberkörper einige Male über den

Tag verteilt mit einer Mischung aus Honig und Wodka (Alkoholgehalt 40%) im Mischungsverhältnis 1:1 ein. Am besten auch kurz vor dem Schlafengehen.
Säuglingen bis zu einem Jahr helfen folgende homöopatische Globuli sehr gut (3-5x pro Tag je 1-3 Stück, gleichzeitig oder abwechselnd):
Bryonia Globuli D12
Belladonna Globuli D12
Sambucus Globuli D12

10.3.

Nehmen Sie gleichzeitig folgende fertige pflanzliche Kapseln ein:
„L- Assist 1“ und „L- Assist 2“ je vier- bis siebenmal pro Tag eine Kapsel.

10.4.

Das Immunsystem kann dabei zeitgleich zum Beispiel mit Propolis oder Kräutertee (siehe oben) gestärkt werden. Oder auch mit fertigen Nahrungsergänzungsmitteeln wie z.B. „Immun ACE“ (zweimal eine Tablette pro Tag vor dem Essen) oder mit „Immun Power forte“ (2-6 Kapseln pro Tag vor dem Essen oder dazwischen).
Bei Säuglingen kann man das Immunsystem mit dem homöopatischen Mittel „Ferrum phosphoricum D12 Globuli“ stärken. Geben Sie dreimal 3-5 Stück pro Tag.

10.5.

Folgendes Rezept hilft Husten zu beseitigen und das Immunsystem zu stärken: Zerkleinern Sie eine Knoblauchzehe, überbrühen diese mit einem Glas heißer Milch und lassen das Ganze 30 Minuten ziehen. Trinken Sie das Getränk warm, einen Esslöffel alle zwei bis drei Stunden und unbedingt kurz vor dem Schlafen.

10.6.

Bei starkem Husten und Bronchitis zwei mittelgroße Zwiebelknollen schälen, klein hacken, zusammen mit einem Glas Milch für 3 Minuten auf kleiner Flamme kochen lassen, drei Stunden ziehen lassen, trinken Sie einen Esslöffel alle zwei bis drei Stunden.

10.7.

Uraltes, aber aktuelles Rezept: Bringen Sie zwei Esslöffel Milch zum Kochen, mischen diese mit zwei Esslöffeln Cognac. Trinken Sie dies warm dreimal am Tag, das letzte Mal unbedingt kurz vor dem Schlafen.

10.8.

Sie können Husten mit folgendem Mittel heilen: Zerkleinern Sie 0,5 kg Zwiebeln, mischen Sie sie mit 50 g Honig, 40 g Zucker und einem Liter Wasser. Lassen Sie diese Mischung im Wasserbad drei Stunden lang köcheln. Dann lassen Sie sie abkühlen und bewahren sie im Kühlschrank in einem Glasgefäß auf. Trinken Sie warm 1/3 Glas, ein- bis zweimal pro Tag.

10.9.

Keuchhusten bei Kleinkindern kann mit folgendem Rezept behandelt werden: Nr.10.2., Nr. 10.5., Nr. 10.6. und des Weiteren auch noch folgendes Rezept: Mischen Sie im Verhältniss 1:1 Honig und warmes Sonnenblumenöl (unraffiniert und kaltgepresst). Geben Sie dem Kleinkind davon einige Male pro Tag einen Teelöffel.

Chronische Bronchitis

10.10.

Chronische Bronchitis kann man sicher heilen, wenn man konsequent alle drei der beschriebenen Schritte geht. Die Behandlung dauert normalerweise deutlich länger als bei der akuten Bronchitis. Dabei kann man die Rezepte Nr. 10.2. und Nr. 10.3. gut nutzen.

Zum Beispiel mit dem dem Rezept Nr.10.3. heilt man chronische Bronchitis spätestens innerhalb eines halben Jahres. Die Dosierung ist eine etwas andere, man dosiert etwas weniger. Nehmen Sie je dreimal eine Kapsel pro Tag vor dem Essen.
Zur Heilung von chronischer Bronchitis können auch folgende Rezepte sehr nützlich sein: Meerrettichsaft mit Honig im Verhältnis 1:1 mischen und zweimal pro Tag morgens und abends einen Esslöffel davon einnehmen.

10.11.
Für dieses Rezept braucht man 120 g getrocknete Meerrettichwurzel (besser ist natürlich frische) und 150 g Thymiansamen sowie einen Liter Wodka (Alkoholgehalt 40%). Die Merrettichwurzel in kleine Stückchen hacken und zusammen mit dem Thymiansamen und dem Wodka in ein dunkles Glasgefäß geben.
Für zwei Wochen im Schrank ziehen lassen, danach abgießen. Man nimmt davon einen Esslöffel dreimal pro Tag vor dem Essen. Bei chronischen Lebererkrankungen, Enterocolitis und Magengeschwüren nehmen Sie dreimal pro Tag einen Teelöffel vor dem Essen.

Asthma
Auch diese Krankheit kann man mit natürlichen Mitteln heilen. Es gibt zum Beispiel drei Kräuter, die das schaffen können, Sie müssen sich nur an die oben beschriebenen Schritte halten.
Die drei Kräuter sind: Dostkraut (siehe unser Gespräch über die Entschleimung), Ingwer und Ysopkraut. Das Rezept zur Zubereitung und Verwendung eines Tees aus Ysopkraut ähnelt dem Rezept, sowie der Verwendung des Tees aus Dostkraut.
Was den Ingwer betrifft, man kann den Tee aus frischem, geschälten und klein gehacktem Ingwer zubereiten. Nehmen Sie dazu einen Esslöffel Ingwer, überbrühen ihn mit einem Glas kochendem Wasser, lassen ihn 20 Minuten ziehen und gießen ihn dann ab. Trinken Sie zwei- bis viermal eine Tasse des Tees pro Tag.

Folgende Heilmittel können Ihnen ebenfalls helfen:

10.12.

Mischen Sie im Verhältnis 1:1 Honig und Ingwerpulver und nehmen Sie täglich als Therapie einen Teelöffel davon morgens auf nüchternen Magen und einen Teelöffel abends vor dem Essen ein. Bei Bedarf im akuten Zustand kann man mehr Teelöffel davon einnehmen.

10.13.

Auch Knoblauch ist oft in der Lage, Asthma zu heilen. In Russland ist hierzu folgende Methode bekannt: Stellen Sie vorab eine Knoblauchtinktur her. Dazu füllen Sie ein Glasgefäß bis zur Hälfte mit geschältem, klein gehacktem Knoblauch. Danach füllen Sie dieses Gefäß mit Wodka oder mit 40%igem Alkohol auf. Verschließen Sie das Gefäß und lassen es für zwei Wochen im Schrank ziehen, danach filtern Sie es.

Die Asthmabehandlung mit der Knoblauchtinktur verläuft nicht aufwendig. Einmal täglich am Nachmittag 40 Tropfen der Knoblauchtinktur in den Mund nehmen, sich dann ins Bett legen und erst dann die Tinktur schlucken. Danach bleiben Sie bitte unbedingt für fünf Minuten im Bett liegen. So verfahren Sie bis hin zur vollen Genesung.

10.14.

Zu den schwersten Atemwegserkrankungen gehört unter anderem die Pneumonie, die Lungenentzündung (gemeint ist nachfolgend natürlich nicht die lebensgefährliche Lungenentzündung mit hohem Fieber, schwerer Atemnot und Husten. In diesem Fall ist die schulmedizinische Behandlung mit Antibiotika ausnahmsweise lebensrettend). Bis hin zum Asthma kann man bei Erwachsenen und bei Kleinkindern auch die Lungenentzündung mit speziellen feuchtheißen Kompressen im Brustbereich heilen. Sie wurden von dem russischen Naturmediziner Herrn S. Salmanov in den Jahren 1920-1930 entwickelt.

Er gilt als Begründer der Kapillartherapie. Diese Kompressen sind

frei von Nebenwirkungen und nur für Schwangere und schwer Herzkranke nicht zu empfehlen.
Man macht sie einmal pro Tag ca. eine Stunde vor dem Schlafen. In schweren Fällen im ersten Monat zweimal pro Tag, vor- und nachmittags.

Bei der Heilung chronischer Krankheiten, wie der spastischen bzw. der chronischen Bronchitis oder Asthma, muss man einhundert oder sogar bis zweihundert Kompressen machen, vier bis sieben Tage pro Woche. Besonders schnell kann man mit diesen entschleimend wirkenden Kompressen Kleinkinder heilen und ihre Bronchien- bzw. Lungentätigkeit normalisieren. Bei Kleinkindern sind oft 100-120 Kompressen ausreichend.
Es folgt gleich die Beschreibung, wie diese Kompressen durchzuführen sind. Erschrecken Sie bitte nicht, sie sind wirklich nicht kompliziert in der Anwendung. Sie werden sehen, wenn Sie sie ein- bis zweimal gemacht und angewendet haben, läuft es wie von selbst.

Diese Kompressen werden noch effektiver, wenn man sie mit den Rezepten Nr. 10.2., Nr. 10.3., Nr. 10.4.,... ergänzt.

Anleitung Kompressen

Es werden benötigt:

- 4 Sauna- oder Badetücher
- 2 Leinen- oder Baumwolltücher, die so lang sein müssen, dass sie 1,5 mal um den Körper gewickelt werden können. Alle Tücher müssen die gleiche Breite haben.
- eventuell Plastikfolie, um das Bett zu schützen
- 3 Liter kochendes Wasser

Vorbereitung

Im Bett breitet man die Plastikfolie quer aus und legt darüber 2 Lagen Sauna- oder Badetücher. Über die restlichen Sauna- bzw. Badetücher schüttet man 3 Liter kochendes Wasser, welche dann schnell ausgewrungen werden. (Es empfiehlt sich, hierzu Grillhandschuhe zu verwenden). Zur Anwendung sollte die Wassertemperatur 68°C betragen, bei Kindern unter 7 Jahren nur 64°C. Man breitet die ausgewrungenen Tücher auf dem Bett über den trockenen Tüchern aus.
Der Oberkörper des Patienten wird mit 2 Lagen Leinen- oder Baumwolltüchern 1,5 mal umwickelt. Man beginnt z.B. an der rechten Achsel, wickelt in linker Richtung einmal herum und dann noch einmal um den vorderen Oberkörper, um an der linken Achsel anzukommen.
Zahl der Lagen auf der Vorderseite: 4
Zahl der Lagen auf der Rückseite: 2

Durchführung

Der Patient legt sich mit umwickeltem Oberkörper auf die feucht-heißen Tücher, welche dann rasch um den Körper gewickelt werden. Anschließend die trockenen Tücher umwickeln. Der Patient wird bis zum Hals mit einer Decke zugedeckt. Ein Fenster im Raum sollte geöffnet werden. Falls der Patient kalte Zugluft abbekommt, sollte seine Stirn mit einem Tuch bedeckt werden.
Die Dauer der Einwirkung beträgt 20 Minuten bei Erwachsenen und Kindern ab 7 Jahren; ansonsten 15 Minuten.
Nach dieser Zeit wird das Fenster geschlossen, der Wickel entfernt und der Patient bleibt zugedeckt noch 40-60 Minuten im trockenen Nachthemd oder Schlafanzug im Bett liegen.
Solche Kompressen sind in der Lage, die Bronchien sowie die Lunge vollkommen zu regenerieren. Die Therapie kann sechs bis acht Monate dauern. Auch die Rezepte Nr. 10.16. und

Nr. 10.17. helfen, die Bronchien und die Lunge vollständig zu regenerieren.
Zum vierten Schritt gehört die Fixierung des Heilungsergebnisses, damit die Krankheit nicht zurückkehrt. Während dieses Schrittes muss man das Immunsystem stärken und weiter den Organismus mit tiefen und starken Methoden reinigen.

Ich beschreibe hier eine Methode, wie man das Heilungsergebnis mit Haferkernen fixieren kann.

10.15.
Man sollte zwei bis drei Monate nach der erfolgreichen Behandlung der Atemwege statt Wasser ein Hafergetränk über den Tag verteilt trinken. 6 Esslöffel Haferkerne (besser sind ungeschälte, diese muss man aber erst fünf Stunden in kaltem Wasser einlegen, danach gut durchspülen und so vom Schmutz befreien) mit drei Litern Wasser abends 30 Minuten kochen. Danach über Nacht (8-10 Stunden) ziehen lassen, dann filtern.

Und der letzte, der fünfte Schritt, ist die sanfte Regeneration der Bronchien und Lungen. Hier kann man zum Beispiel die zwei folgenden Methoden empfehlen. Die Nr. 10.16 für Veganer und Vegetarier und die Nr. 17 für Carnivore (Fleischesser).

10.16.
Ich empfehle ebenfalls, für vier bis sechs Monate einen heilenden Kräutertee zu trinken. Dieser reinigt und regeneriert die Bronchien sowie die Lunge. Nehmen Sie dazu:

Spitzwegerichblätter	30%
Kiefernknospen	40%
Isländisches Moos	30%

Pro Tag sollte man 4 Esslöffel dieser Mischung mit einem Liter kochendem Wasser überbrühen, über Nacht in einer Thermoskanne ziehen lassen und abgießen. Trinken Sie den Tee schluckweise über den Tag verteilt.

10.17.

Für Carnivore möchte ich von einer weiteren wirksamen Methode, berichten, um die Lungenfunktion zu regenerieren. Einer meiner Lehrer, Herr Dr. B. W. Bolotow, hat sie erfunden. (Inzwischen bin ich selbst allerdings Veganer).

Der Sinn dieser Methode ist, den Körper und damit den Organismus während der Regenerationszeit maximal zu entlasten. Er hat somit seine ganze Kraft für die Regeneration (in diesem Fall für die Regeneration der Lunge) zur Verfügung. Ebenso kann er im entlasteten Zustand für mehr „Bauelemente“ sorgen, mit denen er die Lunge dann repariert.
Wie funktioniert das?
Zuerst empfiehlt Herr Dr. B. W. Bolotow die Dampfsauna zu besuchen. Auf russisch heisst sie Banja.
Essen Sie eine Stunde vor dem Besuch der Dampfsauna ca. 100g gedünstete Schweinelunge mit etwas Reis, danach gehen Sie in die Sauna.
Dank intensiven Schwitzens und der damit verbundenen Entgiftung des Körpers durch die Haut, können sich die Haupt-Entgiftungsorgane (Darm und Nieren) in dieser Zeit erholen. Der geschwächte Körper bekommt Kraftreserven und praktisch die fertigen Baustoffe für die Regeneration der Lunge.
Diese Kur empfiehlt Herr Dr. B. W. Bolotow ein bis zweimal pro Woche bis hin zur vollständigen Genesung durchzuführen. Während der Zeit der Kur zur Lungenregeneration empfiehlt Herr Dr. B. W. Bolotow täglich Tee aus Heilkräutern zu trinken, zum Beispiel mit Lungenkraut, Isländischem Moos, Huftlattichblättern, Brennesselblättern, Thymian, Spitzwegerichblättern, Ysopkraut.

Kapitel 11

Der Beschützer des Lebens - Das Bindegewebe

Einer der Begründer der Wissenschaft der Gerontologie, der berühmte Akademiker Herr Alexander Bogomolez aus Kiew, hat nicht ohne Grund behauptet, dass der Mensch so alt ist wie sein Bindegewebe. Zu dieser Meinung ist Herr Bogomolez durch die Untersuchung von 7000 hundertjährigen Menschen im Kaukasus gekommen. Einem Land der langlebenden Menschen. Bei allen diesen Menschen war das Bindegewebe erstaunlich elastisch. Medizinisch gesehen dient das Bindegewebe in unserem Körper als Träger und Mittler. Der Blutstrom führt den Zellen ihre Nahrung über das Bindegewebe zu. Er entfernt die Schlacken, die vom Bindegewebe übergeben werden. Das Bindegewebe ist das Hauptbauelement von allen Organen, Gelenken, Sehnen, Muskeln, Blut, Lymphgefäßen sowie Knochen des menschlichen Körpers und dient als Hauptmittel zur Verjüngung und zur Kräftigung. Der Körper besteht bis zu 70% aus diesem Gewebe. Die wichtigsten Nährstoffe für ein starkes Bindegewebe sind: bindegewebsaufbauende Aminosäuren, Fettsäure und Kieselsäure und Vitamin C. Der allen voran wichtigste Nährstoff für ein starkes Bindegewebe und damit für starke Sehnen und Bänder ist die Kieselsäure mit ihrem zentralen Baustein – Silicium.

In unserem Körper beginnt der Abbau von Silicium ab dem 10. Lebensjahr und wird sichtbar ca. ab dem 35. Lebensjahr. Zum Beispiel enthält die Wand der Aorta (Hauptschlagader) laut dem Forscher Loeper bei einem Zehnjährigen ca. viermal mehr Silicium als die eines Erwachsenen.

Den besten Bindegewebsaufbau kann man durch eine Kombination aus Kieselsäure und Vitamin C erreichen. Der Körper kann Kieselsäure aus Bambus sehr gut aufnehmen. Hier kann ich das Produkt namens „Bambus Silizium“ empfehlen. Als guter Vitamin C Lieferant dient zum Beispiel OPC-Traubenkernextrakt. Nehmen Sie davon zweimal täglich eine Tablette vor dem Essen ein. Bindegewebsaufbauende Aminosäuren kann man über verschiedene Nahrungsquellen gewinnen:

- Arginin: enthalten in Weizenkeimen, für Fleischesser in Gelatine
- Glycin: enthalten in Molke-Eiweiß und Hafer, für Nichtvegetarier in Gelatine, Muschelpulver und Rindfleisch.
- Lysin: enthalten in Amaranth, Weizenkeimen, für Nichtvegetarier in Gelatine.
- Prolin: enthalten in Sojabohnen, Weizenkeimen, Dinkelkeimen und Erdnüssen. Für Nichtvegetarier in Schweinefleisch.
- Methionin: enthalten in Hafer und Molkeeiweiß.
- Cystein: enthalten in Hafer, Mais, Molkeeiweiß und Eiklar.

Normalerweise enthält jedes Proteinshake diese Aminosäuren (wie zum Beispiel „Biolupine" oder „Lysin Plus").

Man kann das Bindegewebe zum Beispiel auch mit folgender Mischung unterstützen. Nehmen Sie dazu jeden Morgen 30g Weizenkeime, 50g Haferflocken und drei Esslöffel reines Molkeeiweiß.
Zu weiteren Mitteln, die das Bindegewebe stärken und elastisch machen, gehören Omega 3 Fettsäuren in Rapsöl, Leinöl, Sesamöl und Olivenöl. Nehmen Sie zwei bis drei Esslöffel von einem dieser Öle pro Tag vor dem Essen oder zum Essen ein.
Omega 3 Fettsäuren sind für Esser von tierischem Eiweiß auch in Fisch oder in Fischöl-Kapseln enthalten.

Abat Filke, er behandelte Kranke mit Lehm, lebte 90 Jahre und das mit gutem Gesundheitszustand. Er hat jeden Mittag unter anderem Kartoffelsuppe mit Leinöl gegessen. In dem bekannten italienischen Dorf Campodimele, wo die mittlere Lebenserwartung 100 Jahre übersteigt , nimmt jeder Dorfbewohner im Schnitt pro Tag ein Glas Olivenöl auf verschiedene Art und Weise zu sich.

Nicht nur Vitamin E, auch Betacarotin ist für die Stärkung des Bindegewebes wichtig.
Über die große Bedeutung von Vitamin C wurde in diesem Sinne schon gesprochen. Vitamin C ist an der Bildung von Kollagen im menschlichen Körper beteiligt. Kollagen ist ein Eiweißbaustein und ein wichtiger Bestandteil von Haut, Knochen, Knorpeln, Sehnen, Blutgefäßen und Zähnen, insbesondere was die Elastizität betrifft.

Bioflavonoide normalisieren die Durchblutung und stärken die Gefäßwände. Die Wirkung von Vitamin C wird durch Kupfer und Mangan unterstützt.

Das Spurenelement Zink ist an allen Vorgängen der Zellteilung sowie des Wachstums beteiligt. Dadurch ist es ebenfalls sehr wichtig für die Stärkung des Bindegewebes.

Zum Schluss dieses Kapitels noch eine Information über Lebensmittel und Pflanzen, die reich an Kieselsäure sind.
Dazu gehören: Vollkornreis, Hirse, Gerste, Hafer, Zinnkraut, Aloe-Vera, Ruta, Eiche, Weide,… Präparate aus mineralischer Kieselerde sind nicht besonderes effektiv für die Stärkung des Bindegewebes, da die Resorptionsquote nur 1 % beträgt.
Die Kieselsäure aus dem Tee des Zinnkrauts wird zu fast 100% verwertet. Der Tee ist auch sehr gut für die Leber, da er die Leberwerte normalisiert.

Probieren Sie zum Beispiel folgendes Rezept:
Zwei Esslöffel Zinnkraut mit einem Liter kochendem Wasser übergießen, ½ Stunde ziehen lassen, filtern und schluckweise über den Tag verteilt trinken. Eine Kur zur Stärkung des Bindegewebes und zur Normalisierung der Leberwerte mit Zinnkrauttee dauert drei Monate. Nach zwei Wochen Pause kann man sie wiederholen. Bei akuter Nierenschwäche darf man puren Tee aus Zinnkraut nicht verwenden!

Um das Bindegewebe zu stärken, sind auch folgende fertige Mittel empfehlenswert:

- Hyaluron Forte, vegan
  200mg Hyaluronsäure pro Kapsel, 1 x täglich kurz vor dem Essen
  (nicht geeignet bei vergrößerter Prostata)
- Collagen Kapseln C ReLift
  2 x täglich zum Essen
  (nicht geeignet bei vergrößerter Prostata)

Es ist wissenschaftlich erwiesen, dass ab dem 25. Lebensjahr die körpereigene Produktion von Collagen und Hyaluronsäure langsam abnimmt. So liegt beispielsweise im Alter von 40 Jahren die körpereigene Hyaluronsäureproduktion nur noch bei ca. 40%, im Alter von 60 Jahren nur noch bei ca. 10%. Dadurch gerät das Zusammenspiel von Collagen und Hyualuronsäure aus dem Gleichgewicht und funktioniert nicht mehr. Dies hat zur Folge, dass die Spannkraft der Haut nachlässt und sich Falten bilden. Die Hyualuronsäure spielt eine sehr wichtige Rolle für den Zustand unserer Haut. Sie sorgt für Faltenreduktion, Aufpolsterung und Hautstraffung. Sie ist zudem für die Schmierung und damit verbundener Beweglichkeit unserer Gelenke zuständig, fördert den Zellaufbau im Knorpel und hält die Linse flüssig. Das oben genannte Naturheilmittel "Collagen Kapseln C Relift" enthält nicht nur Collagen sondern besteht aus einer harmonischen Zusammensetzung aus Collagen und Hyaluronsäure.

Kapitel 12

Lebenswichtige Elemente

Wo und wie kann man sich Lebenskraft für ein langes und glückliches Leben holen?

Das ist eine sehr komplizierte Frage.

Diese Frage umfasst die physische sowie die psychische Gesundheit und schließt auch das Schicksal mit ein.
Wenn der Mensch körperlich gesund ist, egal wie alt er ist, hat er ausreichend Lebenskraft, um seine Lebensziele zu erreichen.

Wie kann man die Kraft im menschlichen Körper erwecken?

Ich erinnere:
Unsere Lebenskraft hängt davon ab, wie gut unser Körper die gesunde Nahrung verdaut, wie gut unser Körper sich reinigt und regeneriert, wie gut die Atmung sowie die Durchblutung ist, wie ausgeglichen und wie stabil unsere Nerven sind und wie stabil unsere Psyche ist.
Mehrere dieser Themen haben wir in vorherigen Kapiteln bereits besprochen. Ich möchte nun etwas mehr über Methoden und Substanzen berichten, die in der Lage sind, Ihnen Ihre verlorene Kraft wiederzubringen, mit dem Ziel, Ihr Leben zu verlängern.

Es wird in diesem Kapitel über die ausreichende Versorgung des menschlichen Organismus mit lebenswichtigen Stoffen, wie Vitaminen, Aminosäuren, Spurenlementen, Enzymen, u.v.a. gesprochen, da diese in der Lage sind, die Lebensdauer zu verlängern und dabei die Lebensqualität zu verbessern oder zu normalisieren.

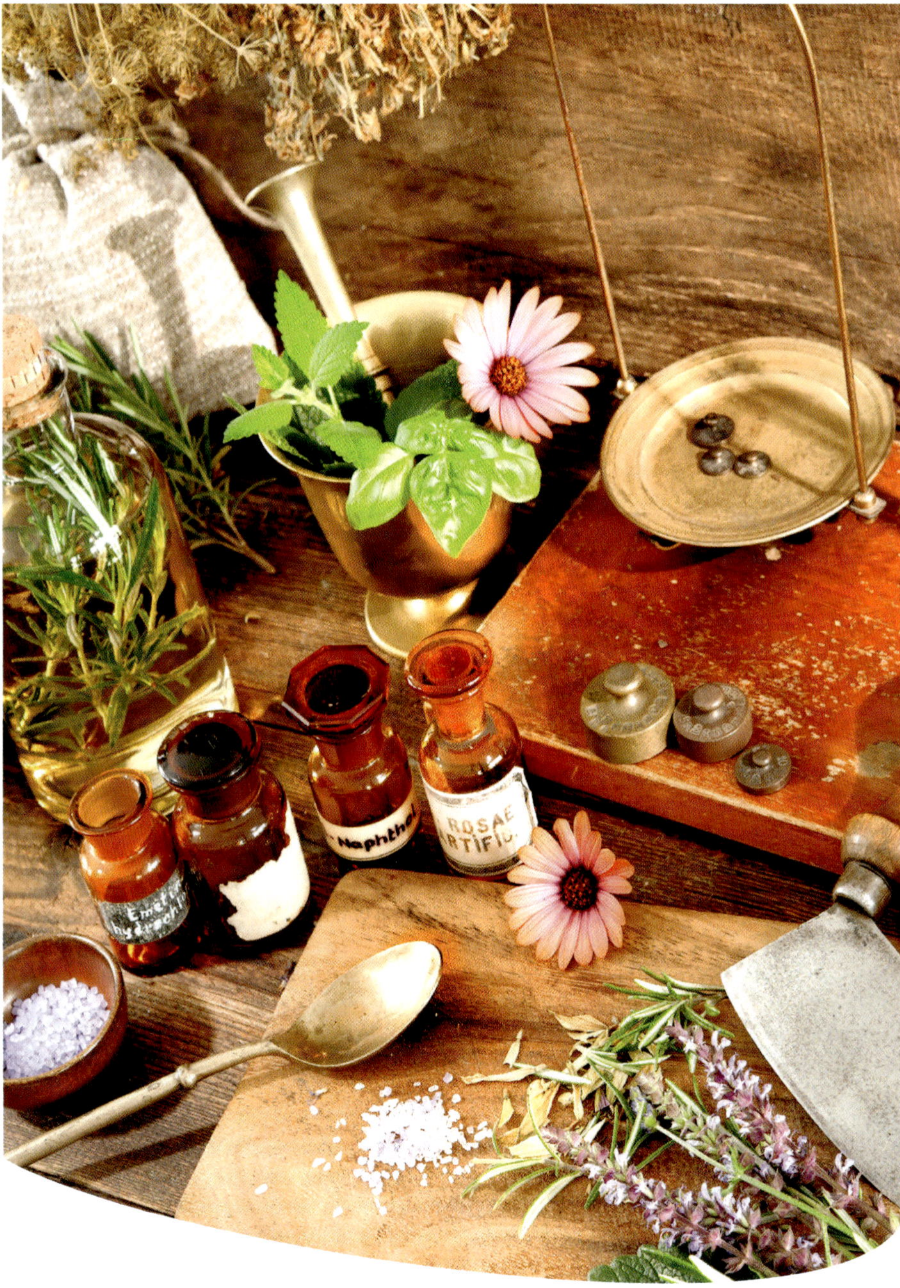
Naphthol
ROSAE

Mit einigen Methoden wurden Sie schon vertraut gemacht, zum Beispiel in Kapitel 3 und 6 des zweiten Bandes. Diese Gespräche setze ich voraus... .

Das erste Wort gehört der Volksmedizin.

Mit dieser Frage beschäftigen sich die Menschen seit Urzeiten.
Es war letzten Endes damals nicht kompliziert. Normalerweise war die Nahrung reich genug an Vitaminen, Enzymen, essentiellen Aminosäuren, Spurenlementen, um den Menschen ausreichend zu versorgen. Nur in kleinen Mengen und nur ab und zu haben die Menschen spezielle Methoden eingesetzt, um den Körper zusätzlich mit fehlenden Substanzen zu versorgen. Diese kann man mit gutem Erfolg auch heute noch einsetzen. Insbesondere wenn man sich zum größten Teil von den Erzeugnissen aus dem eigenen Garten ernährt.

Es folgen hier einige ausgewählte Empfehlungen aus der Quelle der Naturmedizin.

12.1.
1 kg Kiefernnadeln zerkleinern und mit fünf Litern zimmertemperiertem Brottrunk mischen, 18 Stunden im Zimmer ziehen lassen, absieben. Trinken Sie den Trunk statt Wasser nach Bedarf während des Tages.

12.2.
Trinken Sie ein bis zwei Gläser frischgepressten Saft aus Karotte, Rote Beete und Sellerie im Verhältnis 8:3:5 pro Tag.

12.3.
Bereiten Sie sich erst eine Mischung aus drei Gewichtsteilen zerkleinerter Hagebutte, zwei Teilen Preiselbeerblätter und drei Teilen Brennnesselblätter zu. Nehmen Sie zwei Esslöffel dieser Mischung und

überbrühen diese mit einem Glas kochendem Wasser. Lassen Sie es 15 Minuten im Wasserbad köcheln, danach eine Stunde ziehen und dann filtern. Trinken Sie dreimal ein Glas pro Tag jeweils vor dem Essen.

12.4.

Nehmen Sie frische Eier von freilaufenden Hühnern und waschen Sie diese in lauwarmem Wasser mit Seife. Dann schlagen Sie die Eier auf und geben das Eigelb sowie das Eiklar zur Seite. Befreien Sie die Schale von der inneren Haut. Trocknen Sie die Schale bei 50°C in der heißen Pfanne. Danach zermahlen Sie sie in einem Mörser zu Pulver. Erwachsene mischen einen Teelöffel des Pulvers mit drei bis fünf Tropfen frischgepresstem Zitronensaft und nehmen es einmal pro Tag vor dem Essen zu sich (bei Knochenbrüchen dreimal pro Tag). Nehmen Sie es so für 20 Tage ein.
Kinder im Alter zwischen 1 und 6 Jahren nehmen einen halben Teelöffel des Eierschalenpulvers gemischt mit Quark oder Kartoffelpüree zu sich. Diese Kur sollte man zweimal im Jahr durchführen.

12.5.

Man nimmt 1 kg geschälten Kürbis mit Samen, drei Zitronen ohne Kerne (Bio-Zitronen können Sie mit der Schale verwenden) und 300g frische Moosbeeren. Alle Bestandteile zerkleinern Sie mit Hilfe eines Mixers und vermengen sie gut miteinander. Danach geben Sie bitte 800g festen, unbehandelten Honig (mit cremiger Konsistenz) hinzu und vermischen es erneut.
Lassen Sie es dann für 24 Stunden in einem Emaille-Topf bei Zimmertemperatur ziehen, dann stellen Sie es in den Kühlschrank. Nehmen Sie dreimal pro Tag je zwei Esslöffel davon ca. 15-30 Minuten vor dem Essen oder dazwischen zu sich.

12.6.

Sehr gut bekömmliche Spurenlemente kann man aus Lehm gewinnen.

Am allerbesten ist hier blauer Lehm; etwas schwächer ist grüner Lehm. Siehe Rezept 9.9. in Band 2.
Die Alternativmedizin versucht aktuell dieses Problem der körperlichen Versorgung mit verschiedenen konzentrierten, möglichst gut verträglichen lebensnotwendigen Substanzen, wie Vitaminen, Aminosäuren, Spurenlementen, Bioflavonoiden, Enzymen u.v.m. in Lösungen, Tinkturen, Tabletten, Kapseln oder in Pulverform und durch das Aktivieren unserer kleinsten Energielieferanten, den Mitochondrien (intrazelluläre Kraftwerke), mit speziellen Verfahren zu lösen.

Warum soll man unseren Körper aktuell zusätzlich mit einer Unmenge von irgendwelchen verschiedenen nützlichen Stoffen versorgen? Wie haben die Menschen es geschafft, in alten Zeiten lang und gesund zu leben?
Diese Frage ist nicht schwierig zu beantworten!
Sie haben das ohne großen Aufwand erreicht und das ganz einfach, sie haben ihr Obst und Gemüse selbst gepflückt! Ein ganz einfaches Verfahren!
Der Mensch hat damals das gegessen, was er angebaut bzw. gepflanzt hat. Es kam aus seinem eigenen Garten und er hat es mit seiner eigenen Kraft „produziert“. Er hatte seine eigene Kuh und seine eigenen freilaufenden Hühner. Aus diesem Grund brauchte er damals fast keine zusätzliche Versorgung. Doch ist es heutzutage wegen der steigenden Umweltbelastung sogar oft selbst nicht mehr ausreichend, wenn man versucht, so ursprünglich zu leben.

Seien wir ehrlich! Was essen wir normalerweise?
Unsere Lebensmittel haben aktuell bei weitem nicht mehr die gute Qualität von damals. Obst und Gemüse werden in unreifem Zustand gepflückt und um sie lange haltbar zu machen, werden sie oft zusätzlich bestrahlt und gespritzt.
Analysen zeigen, dass Obst und Gemüse, das wir im Gemüseladen kaufen, nur noch ca. 15% der Vitamine, Enzyme und anderer

nützlicher Stoffe enthalten, wenn man sie mit „Frischgepflücktem“ aus dem Garten vergleicht.
Die Qualität unserer Lebensmittel im Bioladen ist laut Analysen nicht bedeutend besser.
Mit tierischem Eiweiß haben wir da dieselbe Situation. Kühe werden mit Fleisch ernährt und bekommen regelmäßig Antibiotika, oft stehen sie ihr Leben lang im Stall. Hühner werden mit Fisch und ebenfalls mit Antibiotika gefüttert, ohne Bewegung sitzen sie in viel zu engen Käfigen. Dazu kommt noch etwas Dramatischeres - praktisch jeder Mensch hat in seinem Leben mindestens einmal Antibiotika eingenommen. Nur sehr wenige Leute wissen, dass schon eine Einnahme von Antibiotika über drei bis fünf Tage die Einahme von Probiotika und Prebiotika über zwei Jahre verlangt. Nur so können sich die Darmschleimhaut sowie die Darmflora wieder regenerieren. Von selbst passiert das leider nicht.
Das bedeutet, der Mensch isst Nahrung von schlechter Qualität und kann diese nicht ausreichend verdauen. Der Mensch isst, aber der Körper bekommt sehr wenig Nützliches! Dazu verschmutzen noch unverdaute Reste unseren Körper.

Nun muss ich aber an dieser Stelle auch etwas Positives sagen: Wenn der Leser oder die Leserin sich einige für sich passende Dinge aus diesem Buch zu Herzen nimmt und sie umsetzt, wird eine viel kleinere Menge an Vitaminen, Spurenelementen und anderen nützlichen Substanzen nötig.

Für die Menschen, die sich hauptsächlich nicht von den Erzeugnissen des eigenen Gartens ernähren, empfehle ich, ihre Nahrung mit folgendem gut verträglichen, ganzheitlichen Nahrungsergänzungsmittel auszugleichen:
„PREMIUM MULTI“
300 Tabletten pro Packung, täglich nur eine Tablette kurz vor

dem Essen. Eine Dose reicht praktisch für das ganze Jahr! Dieses Mittel wurde speziell für Menschen entwickelt, die älter als 65 Jahre sind.

„LONGEVITY“

360 Tabletten pro Packung. Der fleißige Leser braucht hier ebenfalls nur eine Tablette pro Tag und dadurch wird auch hier eine Packung ein ganzes Jahr reichen. Absolut preiswert und nützlich!

Diese Nahrungsergänzung enthält gut verträgliche Stoffe, die nachweislich das Leben verlängern. Sie führt neue Kraft zu, da sie die Arbeit der Mitochondrien aktiviert.

Für Menschen über 65 Jahre ist es empfehlenswert, mit dem Sinn der Lebensverlängerung täglich eine Tablette „Premium multi“ und eine Tablette „Longevity“ einzunehmen.

„VEGETARIER VITAMINE“

90 Tabletten in einer Packung. Je nachdem, wie fleißig und konsequent der Leser oder die Leserin ist, ob Sie sich vegetarisch oder vegan ernähren, sind hier eine bis drei Tabletten pro Tag zu empfehlen. Einzunehmen kurz vor dem Essen während der „kalten“ Monate des Jahres.

Die Tabletten können auch zerkleinert werden, wenn man mit dem Schlucken von Tabletten Probleme hat.

Zum Schluss noch zwei wichtige Ratschläge. In letzter Zeit besuchen mich in meiner Praxis häufig ältere Menschen, die unter Osteoporose (oder Knochenschwund, die häufigste Knochenkrankheit) leiden. Oft bekommen sie hochdosiertes Kalzium in Form von Calciumcarbonat verschrieben, welches oral eingenommen wird. Dies ist allerdings schlecht wasserlöslich und kann daher vom Körper nicht richtig aufgenommen werden, was zu Kalkablagerungen in den Gelenken, Gefäßen und Organen führt. Oft bekommen Osteoporose-Patienten

nur hochdosiertes Vitamin D3 (30000-100000IE pro Woche, manchmal sogar pro Tag!) verschrieben. Hierzu muss folgendes erwähnt werden:
Bei der Einnahme von Calcium ist darauf zu achten, dass es in wasserlöslicher Form ist, wie z.B. Calciumcitrat. Damit das Calcium in den Knochen gelangen kann und keine Ablagerung in den Gefäßen verursacht, muss man eine ausgewogene Menge Vitamin K2 und ausreichend Magnesium, ebenfalls in wasserlöslicher Form (z.B. in Form vom Magnesiumcitrat, Magnesiumchlorid), zusätzlich einnehmen.
Aus diesem Grund wird bei der Einnahme von Vitamin D3 ebenfalls zusätzlich Vitamin K2 und Magnesium benötigt.
Darüber kann im Buch von Dr. Mark Sircus „Transdermale Magnesium Therapie. Gesund und vital mit Magnesium Öl" nachlesen. (KOPP Verlag 2015.412s.ISBN:978-3-86445-251-2)
Bei älteren Menschen ist aufgrund einer Verdauungsschwäche die orale Einnahme von Magnesium nicht effektiv. In dem Fall kann Magnesium auch über die Haut aufgenommen werden, indem Magnesium-Öl in die Haut eingerieben wird.

Übrigens: Eine zusätzliche Einnahme von Vitamin D ist nicht zwingend notwendig, wenn man sich in den warmen Jahreszeiten mindestens 3x pro Woche 15-20 Minuten leicht bekleidet in der Sonne aufhält, da der Körper über die Sonnenstrahlung ausreichend Vitamin D in der Haut produziert (siehe Anhang 6).

Abschließend kann man zu diesem Kapitel sagen, dass man von Fall zu Fall klären sollte, welche Vitamine, Enzyme oder Spurelemente im Körper fehlen oder überschüssig sind. Das kann man bei einer individuellen Untersuchung abklären lassen.

NACHWORT

Diese Stelle ist, so finde ich, die passende, um das Buch zu beenden. Ich habe absichtlich bei weitem nicht über alle bekannten und unbekannten Methoden zur Lebensverlängerung gesprochen.
Wenn auch nicht immer in aller Ausführlichkeit, so kann man diese Informationen dennoch nutzen und in der einen oder anderen Form praktisch verwenden.
Es ist aber wirklich genug!
Derjenige, der sich hier passende Rezepte, Methoden oder Anregungen für sein „System" aussucht und sie ausprobiert, wird mit Sicherheit nicht enttäuscht sein. Da bin ich mir sicher!
Im Prinzip kann man über die Themen, die hier im Buch behandelt wurden, wesentlich dickere Bücher schreiben. Das ist aber meiner Meinung nach nicht unbedingt notwendig.

Der wahre Weg zu einem langen und gesunden Leben wurde in diesem Buch aufgezeigt, er muss nicht kompliziert oder verwirrend sein.

Wir Menschen sind in der heutigen Zeit ohnehin mit Informationen überbelastet. Ebenso sind viele stark beworbene Methoden in ihrer Wirksamkeit nicht ausreichend. Dieses Buch kann natürlich nicht bei allen gesundheitlichen Problemen und Lebenssituationen hilfreich sein, aber bei sehr vielen!

Die empfohlenen Rezepte und Naturheilmittel kann man anwenden oder auch als Beispiel betrachten, welche die eine oder andere Idee unterstützen. Aufmerksame Leser werden bestimmt etwas Interessantes oder Passendes für sich finden. Dieses Buch ist nicht für Theoretiker, sondern für Praktiker vorgesehen. Es gibt in diesem Sinn ein sehr weises russisches Sprichwort ...

„UNTER EINEN LIEGENDEN STEIN KOMMT KEIN WASSER…“

Und noch eine Weisheit, ich finde es auch nicht falsch, Ihnen weitere weise Worte zum Nachdenken zu geben.
Es folgen fünf Ratschläge für ein langes Leben, die den Tibetern seit mehreren Jahrhunderten bekannt sind:

1.
“Führen Sie das Leben entsprechend der Ratschläge von alten weisen Leuten. Erbitten Sie den Segen für Ihr bevorstehendes Leben von diesen Menschen.“
Dann sollte man sicher sein, dass das zukünftige Leben nicht schief laufen wird und man es nicht umsonst durchlebt.
(Wenn man natürlich solche Ratschläge befolgt.)

2.
“Besuchen Sie die Gipfel von 10.000 Bergen.“
Verbringen Sie immer das ganze Leben in Bewegung, trotz so mancher Berge, die sich Ihnen, als Hindernisse in den Weg stellen. Überwinden Sie die Hindernisse furchtlos und gehen Sie weiter, ohne den Wunsch auszuruhen.

3.
“Trinken Sie das Wasser aus 10.000 Quellen.“
Sammeln Sie vielfältige Lebenserfahrungen aus vielen verschiedenen Quellen. Es hilft, den wahren Sinn im Leben zu finden, um sich so bestmöglich zu realisieren.

4.
“Tragen Sie immer saubere Kleidung, aber haben Sie nicht viel Kleidung dabei.“
Hier spricht man über die Notwendigkeit der ständigen Körperhygiene.

Streben Sie nicht nach Reichtum, damit Sie nicht überbelastet werden mit materiellen Dingen. Sie verstellen den Blick auf den wahren Sinn des Lebens.

5.

"Bringen Sie Ihren körperlichen Zustand rechtzeitig mit gesunder Nahrung in Balance, zwischen Hunger und Sättigung."
Ernähren Sie sich gesund, übertreiben Sie nicht. Essen Sie nicht zu viel, nicht zu wenig und belasten Sie Ihren Körper nicht mit zu langem anstrengendem Fasten.

Wir sind nun am Ende dieses Buches angelangt. Ich möchte Ihnen für Ihre Aufmerksamkeit und Ihr fleißiges Lesen danken. Zum Schluß wünsche ich Ihnen ein langes, erfülltes, gesundes und glückliches Leben, auch mit Hilfe dieses Buches!

Alles liegt in Ihren Händen! Sie wissen Bescheid...

Ihr Jewgeni Awerbuch

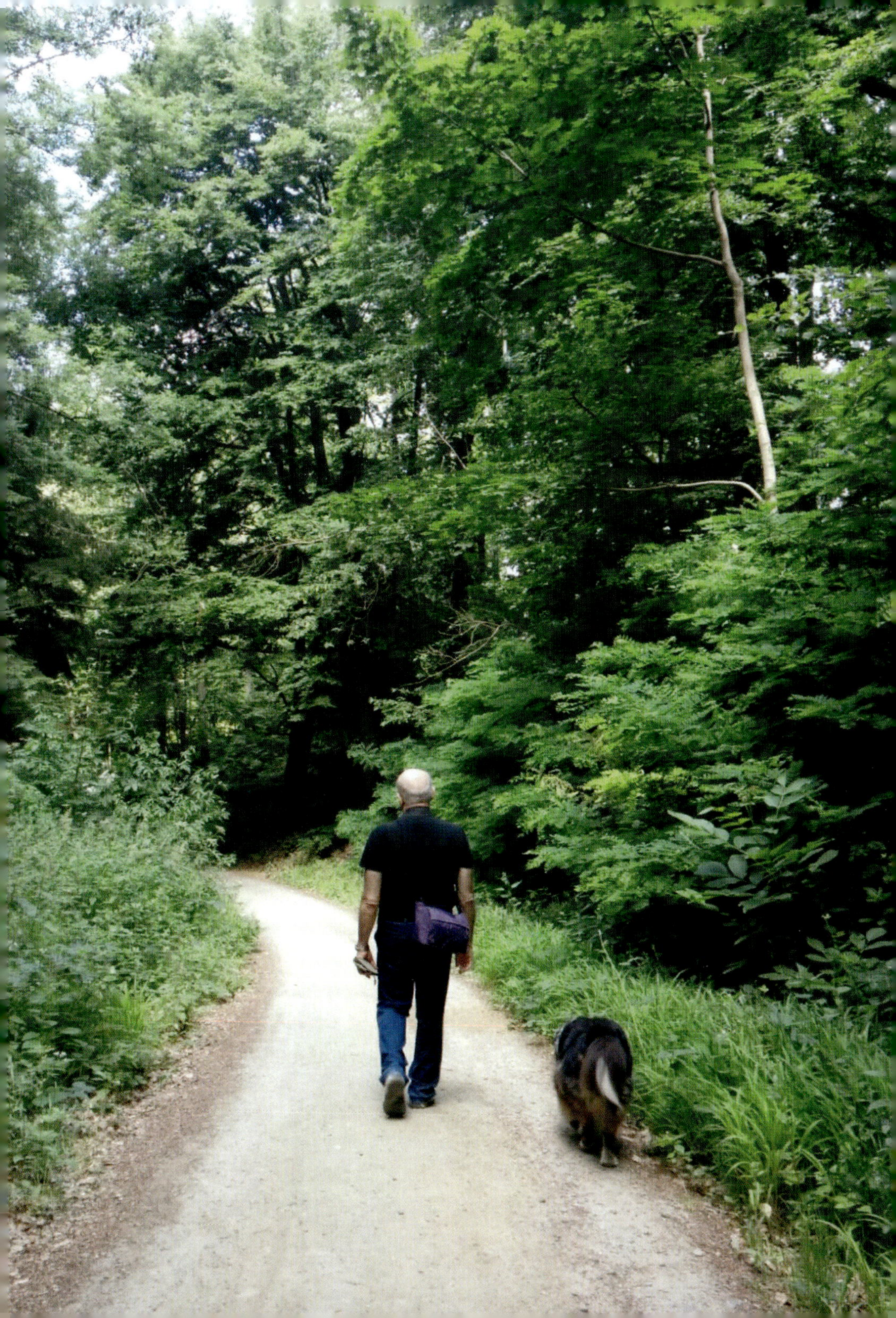

Anhang 1:

Akupressurmethode für ein langes und gesundes Leben

Ich würde gerne in diesem Buch auch über eine andere effektive chinesische Methode berichten, die Akupressur. Eine Methode, die das Leben verlängern kann und dabei die Lebensqualität verbessert. Man übt hier mittels des Daumens oder des Zeigefingers Druck auf bestimmte Körperpunkte aus. Ähnlich der Akupunktur, bei der Punkte mittels Nadeln stimuliert werden.
Laut dieser Methode soll man täglich jeden von vier Punkten in der unten beschriebenen Reihenfolge stimulieren. Während Sie auf einen Punkt drücken, machen Sie 80-100 kleine Drehungen im Uhrzeigersinn. Verlassen Sie dabei den Punkt nicht. Man aktiviert so den Meridian, dem der entsprechende Punkt angehört. Übt man diese Druck-Drehungen, wie ich sie nennen möchte, entgegen dem Uhrzeigersinn aus, sediert man bzw. deaktiviert man den entsprechenden Meridian. Bei dieser Methode aktiviert man immer alle vier Punkte, denn dank Punkt Nummer 3 (Pe. 6 siehe unten) speichert der Körper überflüssige Energie und lässt es dadurch nicht zu überflüssigen Komplikationen kommen.
Es folgt jetzt in Kürze eine Beschreibung, in welcher Folge und zu welchem Zweck man welche Punkte drücken soll:

1. Di. 4 "Hegu" (Dickdarmmeridian "Di") der sogenannte Yuan, der "Quellpunkt", er steuert den Lauf der Energie im Oberkörper und beseitigt Blockaden in anderen Meridianen. Er gehört zu den zehn wichtigsten Akupunkturpunkten.

2. Ma. 36 "Zsusanli" (Magenmeridian "Ma.") der sogenannte "He" Punkt. He heißt Energie. Dieser Punkt gehört zu den zwei allerwichtigsten Akupunkturpunkten. Er harmonisiert die Arbeit aller Haupt-Meridiane

(Ayurvedisch gesprochen bedeutet das, dass er alle drei Doschas in Balance bringt). Er ist für die Energiemenge im unteren Bereich des Körpers verantwortlich.
3. Pe. 6 "Neiguan" (Perikardmeridian, Kreislaufmeridian "Pe.") der sogenannte "Schlüsselpunkt Yinwei". Die Schlüsselpunkte stellen die Verbindungen der Hauptmeridiane mit außerordentlichen Meridianen (Reservoiren) dar, in sie kann überschüssige Energie abfließen (Qi, Prana) und gespeichert werden. Schlüsselpunkte "schalten" ein. Unter anderem bringt der "Neiguan" Punkt die Nerven und die Psyche in Balance.

4. MP.6 "Sanyinjiao" (Milz-Pankreas-Meridian "MP.") die sogenannte "Kreuzung der drei Yin". Der "Sanyinjiao" fördert den Blutfluß und das Fließen von Qi. Darüber hinaus stärkt er die Arbeit des Magens, des Pankreas und der Milz.
Mehr Informationen über die Platzierung und die Wirkung der oben beschriebenen Akupressur- bzw. Akupunkturpunkte kann man zum Beispiel in folgendem, sehr einfach und verständlich, aber gleichzeitig sehr professionell geschriebenen Buch finden:
Gabriel Strux. Akupunktur. Einführung, 6., erweiterte Auflage, erschienen im Springer Verlag 2003-3379
ISBN-3-540-00059-3

Die folgende sowie die zuvor beschriebene Methode gehörten der sehr alten Kunst der Akupressur an. Der Arzt Nikitin Sergeij aus Russland hat eine Methode der Verjüngung gefunden. Sie normalisiert den Zustand des Organismus so wie er in jugendlichem Alter war. In dem Hauptverfahren dieser Methode stimuliert man den Akupressurpunkt "Fen-Fu" (16. Punkt des hinteren, mittleren Meridians "Du-Mei") mittels eines Eiswürfels. Es findet eine Einwirkung auf das Gehirn statt, dadurch normalisiert sich die Funktion des gesamten Körpers. Um durch diese Methode ein stabiles und gutes Ergebnis zu erzielen, sollten Sie die Beratung eines Fachmanns einholen. Gerne erhalten Sie Informationen hierzu in meiner Praxis.

Anhang 2:

Zwei russische Rezepte zur Zubereitung von Salzgurken und Sauerkraut

Salzgurken

10kg	Gurken (ca. 7-10 cm groß)
2	Knoblauchknollen
15g	scharfe Peperoni
70g	Meerrettichwurzel
400g	Dill (ganze blühende Pflanze ohne Wurzel)
9g	Lorbeerblätter
2	Johannisbeerenblätter (pro 2 Liter Glasgefäß, in welches die Gurken eingelegt werden)
5-9	schwarze Pfefferkörner (pro Gefäß)
100g	Petersilie

Salzlauge
Zwölf Liter kaltes Wasser und 750g grob gemahlenes Steinsalz

Die Gurken und Gewürze in die Glasgefäße geben und mit der Salzlauge auffüllen. Die Gurken müssen komplett bedeckt sein. Die Flasche evtl. mit dem Flaschenverschluss bedecken, aber nicht zudrehen. Drei Tage bei Zimmertemperatur stehen lassen. Es setzen Gärungsprozesse ein, wodurch die Gefäße leicht überlaufen können. Daher ist es ratsam, die Gefäße auf eine Unterlage zu stellen. Nach drei Tagen gießt man die Salzlauge ab und bringt sie in einem Topf zum Kochen. Wenn nötig, werden die Gurken in den Gefäßen nachgefüllt und dann mit der gekochten Salzlauge aufgefüllt. Die Glasgefäße aufgrund der Gärungsprozesse nicht ganz bis zum oberen Rand befüllen und nach oben hin ca. 2cm Luft lassen. Danach die Glasgefäße fest verschließen und mit einem Tuch umhüllen, ein paar Tage stehen lassen. Später kühl und dunkel lagern.

Sauerkraut

10kg	Weißkohl
500g	Möhren
25	Lorbeerblätter
250g	Salz, grob gemahlen
25g	Dill

Schmutzige und beschädigte Blätter vom Weißkohl entfernen. Den Kohl in mehrere Stücke teilen und klein schneiden. Den kleingeschnittenen Kohl in ein Gefäß aus Glas, Holz oder ein Gefäß mit einer Emaillebeschichtung geben und mit dem Salz vermischen. Mit den Händen den Kohl so lange durchkneten, bis der Saft austritt. Geben Sie dann die kleingeschnittenen Möhren, sowie die Gewürze hinzu und vermischen alles kräftig miteinander. Legen Sie ein Schneidebrettchen oben auf und beschweren Sie es mit einem Gewicht. Den Behälter mit einem Geschirrtuch bedecken und bei Zimmertemperatur (ca. 16-20°C) bis zu 10 Tage stehen lassen. Mit einem dünnen Holzstab das Sauerkraut durchstechen, so dass die Gase entweichen können. Das fertige Sauerkraut in Gläser abfüllen und kühl lagern.

Anhang 3:

Kraft bringender Brei.

2 begehrte Rezepten aus Russland:

- Brei mit Muskeln: Man nehme abends 1/2 Glas unbehandelte Buchweizen-Kerne, spült sie mit kaltem klaren Wasser ab und lässt sie über Nacht in einem Glas mit kaltem, vorher abgekochten Wasser, quellen. Am nächsten Morgen isst man an Stelle des Frühstücks ausschließlich die eingeweichten Buchweizenkerne. An diese Form des Frühstücks muss man sich erst gewöhnen. Nach einiger Zeit verspürt man zunehmende Kraft, zudem verschwinden häufig auch viele Beschwerden, wie z.B.: Ödeme, Gelenkschmerzen und Steifheit.

  Es gibt die Möglichkeit, den Brei geschmacklich zu verbessern, indem man die Buchweizenkerne anstatt in Wasser in einem Glas Kefir oder Buttermilch einweichen lässt. Dadurch wird die Wirkung allerdings reduziert. Es geht hier nicht um den Geschmack!

- Bei diesem kraftspendenden Brei muss man abends 1 Esslöffel Haferflocken mit 1 Glas zimmertemperiertem abgekochten Wasser übergießen und über Nacht bei Zimmertemperatur stehen lassen. Am Morgen wird diese Mischung mit 2 Teelöffeln festem unbehandelten Honig und 1 Teelöffel Apfelessig aus voll gereiften Äpfeln ergänzt.

  Es bedarf etwas Zeit und Geduld, damit beide Rezepte ihre Wirkung zeigen können.

Anhang 4:

Drei Getränke für eine bessere Gesundheit, die Kraft und Energie spenden.

- In meiner russischen Heimat gibt es viele beliebte „Kisel"-Getränke wie z.B. das folgende Rezept: Abends ein Glas Haferflocken mit drei Gläsern zimmertemperiertem Wasser übergießen. Dazu mischen sie noch einen Esslöffel Saure Sahne und lassen dieses Gemisch für 24 Stunden gähren. Danach absieben, auspressen und die daraus gewonnene Flüssigkeit bei ständigem Rühren zum Kochen bringen. Danach schmecken Sie es nach Bedarf mit Salz ab und geben 1 Esslöffel unrafiniertes kaltgepresstes Sonnenblümen Öl dazu. Man kann es warm oder abgekühlt verzehren.

  Zu dem russischen Rezept folgen noch zwei meiner ayurvedischen Lieblingsgetränke, die sehr gut gegen u.a. Frieren, Erkältungen und Fieber helfen. Seit langer Zeit werden viele indische Rezepte auch in Russland angewendet.

- Kada-Tee (gesprochen: Kara-Tee)
  Zutaten für zwei Portionen:
  1 daumengroßes Stück frischen Ingwer
  10 schwarze Pfefferkörner
  7 Nelken
  Ca. ein Liter Wasser
  Zubereitung:
  Den frischen Ingwer im Mörser zerstoßen und mit allen anderen Zutaten in einen Topf geben und aufkochen. Der Tee wird so lange gekocht, bis das Teewasser zur Hälfte reduziert ist. In heißem Zustand trinken und nach Belieben mit Agavendicksaft süßen.

- Drittes Getränk „Goldene Milch“, Ayurveda‘s Goldwert Geschenk: Die Goldene Milch ist ein Powergetränk und schmeckt außerdem richtig lecker! Man nimmt ein großes Glas Mandel- oder Kokosmilch und gibt einen Teelöffel Kurkumapulver, einen Teelöffel frisch geriebenen Ingwer, etwas Zimt und Agavendicksaft nach Belieben hinzu. Alles zum Kochen bringen – fertig.

Anhang 5:

Zwei alte Dessert-Rezepte aus Russland, lecker und gesund:

- Ein in Russland beliebtes Dessert-Rezept. Zubereitung: Zermahlen Sie je nach Geschmack, oder zu bestimmten heilenden Zwecken, frische Beeren und Kräuter in einem Holz-Mörser. Mischen sie lauwarmen Honig hinzu. Den Honig nicht über 35°C erwärmen, da er sonst seine heilenden Eigenschaften verliert und zudem nicht mehr fest wird. Bewahren Sie die fertige Mischung in einem geschlossenen Gefäß im Kühlschrank auf.

- Ein weiteres Dessert-Rezept aus dem alten Russland. Hierfür man benötigt man ein Glas geschälte Sonnenblumenkerne, ein 2/3 Glas Rosinen, 2-3 Esslöffel unraffiniertes kaltgepresstes Sonnenblumenöl, eventuell noch Nüsse und frische oder gefrorene Beeren. Sonnenblumenkerne im Mixer zerkleinen. Mit Rosinen mischen und die Mischung ein weiteres Mal zerkleinern. Nun das Sonnenblumenöl hinzufügen. Das so entstandene „Halva“ , kann man in verschiedenen Formen (Kugeln, Pyramiden,…) zubereiten und kurz vor dem Servieren, je nach Belieben, mit Nüssen und frischen Beeren garnieren.

Anhang 6:

Optimale Dosierungsempfehlung für Vitamin D3, K2 und Magnesium

Bei direkter Sonnenbestrahlung werden am Tag im Körper 10.000 IE (Internationale Einheiten) (250 mcg) Vitamin D produziert. Dies dürfte die physiologische Obergrenze sein. Bei einer Überdosierung wird Vitamin D toxisch. Dann entwickelt sich eine Hyperkalcämie, welche zu Steifheit führt, Gefäße, Gelenke und Muskeln verkalken. Herzrhythmusstörungen und Nierensteine können dabei entstehen. Laut eines Berichtes des wissenschaftlichen Lebensmittelausschusses der europäischen Kommision aus dem Jahr 2002 beträgt die täglich empfohlene Dosis für Jugendliche, Erwachsene, Schwangere, sowie stillende Mütter 2000 IE (50 mcg). Für Kinder wird eine Dosis von 1000 IE (25 mcg) empfohlen. Bei einer Einnahme der oben empfohlenen Dosis kommt es zu keinerlei Nebenwirkungen und kann ohne ärztliche Indikation langfristig eingenommen werden.
Der Test zur Messung des Vitamin-D-Spiegels im Blut wird als 25 (OH) D Bluttest bezeichnet. Der Normwert für Vitamin D im Blut liegt bei 60 msg, dieser sollte dauerhaft gehalten werden.
Laut Experten kann eine optimale tägliche Vitamin D Dosierung ohne vorherigen Bluttest so aussehen:
Babies bis zum 1. Lebensjahr – 400 IE;
Kinder ab dem 1. Lebensjahr - 1000 IE;
Heranwachsende 1000 IE pro 12 kg Körpergewicht;
Erwachsene mit einem durchschnitlichen Körpergewicht von 70 kg - 5000 IE;
Schwangere 5000 - 6000 IE.
Damit durch die Einnahme von Vitamin D das eigenommene Calcium nicht in Arterien abgelagert wird sollte man Vitamin K2 zusammen mit Vitamin D einnehmen, z.B. in folgendem Verhältnis:
Für Vitamin D mit 1000 IE passt Vitamin K2 mit 45 mg;

Für Vitamin D mit 2500 IE passt Vitamin K2 mit 100 mg und für Vitamin D mit 5000 IE kann Vitamin K2 mit 200 mg passen. Zur Auskunft für diejenigen, die es nicht wissen. Wir nehmen Vitamin D in unserer Nahrung hauptsächlich in zwei Formen auf, Vitamin D2 und Vitamin D3. Vitamin D2 (Ergocalciferol) ist die Form von Vitamin D, welche in pflanzlichen Nahrungsmitteln vorkommt. Vitamin D3 (Cholecalciferol) wird durch die Sonne in der Haut gebildet, es kommt auch in tierischen Nahrungsmitteln vor. Das aufgenommene Vitamin D2 wird im Körper, so wie auch das aufgenommene Vitamin D3 in die bioaktive Form von Vitamin D (Calcitriol) umgewandelt.

Was den Magnesiumbedarf des menschlichen Körpers betrifft möchte ich hier noch folgendes anmerken. Die Deutsche Gesellschaft für Ernährung empfiehlt für Erwachsene die Aufnahme von 300-400 mg Magnesium am Tag, je nach Alter, Geschlecht und Belastung. Als Lieferant für das gelieferte Magnesium muss hier nicht unbedingt ein Medikament oder ein Nahrungsergänzungsmittel dienen.

Magnesiumreiche Lebensmittel sind z.B.: Vollkornprodukte, Bananen, bittere Schokolade, Nüsse und Samen. Der Magnesiumgehalt in Lebensmitteln ist aber auch abhängig von den besonderen Klimabedingungen der Herkunftsländer. Z.B. ist der Magnesiumgehalt in Lebensmitteln aus Gebirgslagen oftmals niedriger. Wie kann man beurteilen, ob unser Körper ausreichend mit Magnesium versorgt ist? Die Bestimmung des Magnesiumspiegels im Blut ist hier die einfachste Möglichkeit. Der Normbereich liegt zwischen 0,75 mmol/Liter und 1,1mmol/Liter. Man sollte stets bemüht sein, den Magnesiumspiegel nahe der oberen Grenze zu halten. Dieser Test gibt aber keinen Aufschluss darüber, wie gut der Körper Magnesium speichert. Genauer sind hier so genannte Belastungstests. Hierbei wird Magnesium intravenös gegeben und geprüft wieviel Magnesium innerhalb 24 Stunden ausgeschieden wird. Diese Tests sind aber sehr aufwendig und werden so gut wie nie ausgeführt. Üblicherweise wird ein Magnesiummangel anhand einer Anamnese (Befragung) diagnostiziert. Laut Forschungsergebissen können langfristig 600 mg Magnesium am Tag bedenkenlos von Erwachsenen eingenommen werden. Höhere Dosen sind unter ärztlicher Kontrolle einzunehmen (z.B. durch eine jährliche Laborkontrolle der Minerallstoffe im Blutplasma). Oft macht Magnesium ihren Stuhlgang etwas weicher. Bei höherer Dosierung (500-600 mg/Tag) ist es besser Magnesium über den Tag verteilt portionsweise einzunehmen. Es kann sonst zu Durchfällen führen.

Anhang 7:

Bezugsquellen der empfohlenen Naturheilmittel

Folgende von Jewgeni Awerbuch empfohlenen Mittel, sowie Informationen darüber können Sie zum Beispiel bei der Firma Wladicom GmbH (www.wladicom.de oder Tel. 06152/188681) beziehen:

Alfalfa
Aloe Vera-Saft
Amol
Bambus-Silizium
Betain HCL
BIO Konjak
Biolupine
Birkenteer
Blauer oder grüner Lehm
Citroplus 800
Collagen Kapseln C ReLift
D-Monnose
Eletol
Gelee Royal
Hyaluron Forte (vegan)
Im Neem
Immun ACE
Immun-Power forte
Indische Flohsamen mit Bertramwurzel
Lacticol
Literaturempfehlung: Strelnikowa Atemgymnastik
Longevity
Lysin plus

Maumasil (Wirkstoff: Mumijo)
OPC
Papaya Blätter
Premium Multi
Propolis Tinktur
Rechtsregulat
Rensept
Russian Choice Immune
Skinanim-Salbe
Trink-Moor
Triphala Churna
Vegetarier Vitamine
Vita Biosa
Wasserlinsen Elixier
Zedernüsse
Zweizahnkraut

Weitere Informationen bezüglich der Wasserfilteranlage können Sie auch hier erfragen.

Folgende Mittel nach Jewgeni Awerbuch's eigener Rezeptur sind nur über die Firma Wladicom GmbH erhältlich:

Aleo plus
Blulied 1
Caweg 1 pro
Caweg 2 pro
L-Assist 1
L-Assist 2
LB-Wert
N-Assist
Nipar 1
Nipar 3

Auflistung der empfohlenen homöopathischen Mittel (Apotheke):

Abrotanum Dil. D2
Argentum nitricum Globuli D12
Belladonna D12 Globuli
Belladonna D6 Globuli
Bryonia D12 Globuli
Calcium carbonicum Globuli D12
Cina C200 Globuli
Ferrum Phosphoricum D12 Globuli
Gomeda Globuli C30
Graphites C200 Globuli
Luisinum C1000 Globuli
Madar Tabletten D4
Phosphorus Globuli D12
Paeonia C30 Globuli
Sambuccus D12 Globuli
Sepia Globuli D12
Sulfur C1000 Globuli
Sulfur D6 Dil.
Thuja C1000 Globuli
Tuberculinum bovinum C1000 Globuli

Auflistung anderer natürlicher Mittel, die in der Apotheke erhältlich sind:

Alantwurzel
Baldriantropfen
Bärentraubenblätter
Bärlauch
Blutwurzwurzel
Dillsamen
Eukalyptusblätter
Goldrutenkraut
Hagebutten
Heidekraut
Herzgespannkraut Urtinktur
Isländisch Moos
Jodtinktur Hetterich
Johanniskraut
Kastanienblüten
Korodintropfen
Löwenzahnwurzel
Maisgrifel
Mariendistel
Preiselbeerblätter
Ringelblumensalbe
Tausendgüldenkraut
Thymian
Walnussblätter
Wermutkraut
Zinksalbe
Zinnkraut (Schachtelhalm)

Clysopumpe (Firma Russka)
Irrigator

Auflistung anderer natürlicher Mittel, die im Internet erhältlich sind:

Euramin RELAX
Juvel-5 (s-balance)
Phönix-Elixier der Firma Fohow

Auflistung anderer natürlicher Mittel, die im Bioladen oder in Lebensmittelmärkten erhältlich sind:

Brottrunk
Natron

ISBN 978-3-7418-6370-7
9 783741 863707 00002
www.epubli.de